薬剤師必携

服薬指
コンパクトブ

水田尚子　池田由紀

TAC出版

TAC PUBLISHING Group

はじめに

　日本薬剤師会の「保険調剤の動向」によると、2019年度の医薬分業率は74.9％でした。地域別に見ると80％を超えている地域が10都道県あり、分業率は進展していることがわかります。多くの薬剤師が調剤に携わっていますが、調剤のみに偏った薬剤師業務は次第に時代のニーズに対応できなくなっています。薬剤師業務が専門特化しつつあり、さらに高度な知識と対患者コミュニケーションスキルが要求されます。具体的には、薬剤師自らが患者と対話し、薬物療法に必要な情報収集を行い、医師、看護師などの医療スタッフと連携しながら治療に直接関わっていくものです。

　医療は絶え間なく進歩し続け、医療制度も目まぐるしく変貌を遂げています。その中で薬剤師は患者により近い存在で薬物療法の専門家として期待が高まり6年制薬科大学が導入されました。長年、薬剤師は、薬剤の効果、副作用、相互作用、保管方法などについて服薬指導を行ってきました。しかし、近年では、様々な年齢層の患者に、新薬や後発医薬品の情報などを提供し、アドヒアランスを向上させる服薬指導が求められています。

　医療現場での様々な患者背景があり、服薬指導に苦慮する場面にも多く遭遇します。実際に服薬指導する際には、多くの知識や経験が必要になりますので、まずは膨大な情報から一番重要なポイントを絞り込むことが重要です。

　そこで、本書は、実際によく処方される代表的な医薬品において「ここが一番重要」という基本的な項目に絞って整理し、疾患別に解説を加えました。本書を手に取った皆様が自信を持って服薬指導が行えるようにとの思いで企画しました。新人薬剤師、調剤経験が浅い薬剤師、実務実習を受ける薬学生の方々が服薬指導する際に、本書が少しでもお役に立てれば幸いです。

水田尚子

Contents

第10章　肝、胆、膵疾患の薬剤

第11章　神経系に作用する薬剤

第 1 章

病原微生物に作用する薬剤

　細菌やウイルスなど微生物に作用する薬剤、ペニシリン系、セフェム系、マクロライド系、ニューキノロン系、抗ヘルペスウイルス、抗インフルエンザウイルス、抗真菌薬について説明します。

特徴

- ペニシリン系抗菌薬はβ-ラクタム構造を持っているため、β-ラクタム系抗生物質とも呼ばれています。
- 過敏症を除けば比較的副作用も少なく安価な抗菌薬です。
- 現在、主に使用されているのは、広域ペニシリンとβ-ラクタマーゼ阻害薬配合ペニシリンです。

代表薬　広域ペニシリン系

一般名：アモキシシリン水和物
商品名：サワシリン
剤形：錠剤　250mg、カプセル剤　125mg　250mg、細粒剤　10%
用法・用量：1回250mg　1日3〜4回投与。

患者さんへの服薬指導のポイント

- ペニシリン系抗菌薬は構造式にβ-ラクタム環を有しています。細菌の細胞膜にあるペニシリン結合蛋白（PBP）に作用し、細胞壁合成を阻害して細菌を死滅させます。
- アモキシシリンは、主にグラム陽性菌に効果を示し、A型連鎖球菌による咽頭炎には第一選択薬になります。
- グラム陰性桿菌の大腸菌やインフルエンザ菌にも効果があります。
- アモキシシリンで最も多い副作用はペニシリン過敏症です。そう痒、発疹、重篤には、ショックやアナフィラキシー様症状が発生します。過敏症の既往歴がある方は使用できません。また、服用中に

副作用が現れた場合は、すぐに服用を中止し、医師や薬剤師に相談してください。

● アモキシシリンは、胃・十二指腸潰瘍におけるヘリコバクター・ピロリ除菌療法にも用いられます。その際は、クラリスロマイシン、プロトンポンプ阻害薬と併用します。

代表薬　β-ラクタマーゼ阻害薬配合ペニシリン

一般名：アモキシシリン水和物・クラブラン酸カリウム
商品名：オーグメンチン
剤形：配合錠
アモキシシリンにβ-ラクタマーゼ阻害薬のクラブラン酸カリウムを配合した合剤です。

125SS　125mg（1錠中アモキシシリン125mg、クラブラン酸カリウム62.5mg）
250RS　250mg（1錠中アモキシシリン250mg、クラブラン酸カリウム125mg）

用法・用量：1回250mg　1日3～4回投与を6～8時間ごとに投与。

患者さんへの服薬指導のポイント

● β-ラクタマーゼ産生ペニシリン感受性菌に有効で、広い抗菌スペクトルと強力な抗菌作用があります。

● アモキシシリン単独と比較すると、消化器症状（下痢・軟便、腹痛、悪心・嘔吐）などの副作用が多くなります。

副作用

● ショック、アナフィラキシー、中毒性表皮壊死融解症、皮膚粘膜眼症候群、多形紅斑、急性汎発性発疹性膿疱症、紅皮症、無顆粒球

症、顆粒球減少、血小板減少、急性腎障害、偽膜性大腸炎、出血性大腸炎、肝障害、間質性肺炎、好酸球性肺炎、無菌性髄膜炎、発疹、悪心・嘔吐、下痢、食欲不振　等

禁忌

● ペニシリン過敏症
● 伝染性単核症
● 黄疸または肝機能障害のある方。

相互作用

● ワルファリンカリウムの作用を増強。
● 経口避妊薬の作用を減弱。

豆知識

❖ β-ラクタマーゼとは

　細菌が産生する酵素でβ-ラクタム系抗菌剤（ペニシリン系とセフェム系）のβ-ラクタム環を加水分解して不活化します。したがって、β-ラクタマーゼを産生する細菌はβ-ラクタム系抗菌剤に対して耐性を生じます。

❖ 胃・十二指腸潰瘍におけるH.pylori除菌療法

　H.pylori菌感染が胃・十二指腸潰瘍と関わりがあることが知られ、難治性の潰瘍治療や再発防止を目的として除菌療法が行われています。

　アモキシシリンは、クラリスロマイシン、プロトンポンプ阻害薬と一緒に7日間服用します。

　除菌療法では、抗菌剤を2種類併用するため、腸内細菌のバランスが乱れ、下痢や軟便といった副作用も発現しやすい傾向があ

ります。しかし、除菌療法では可能な限り薬剤の服用を中止しません。中止するとH.pylori菌が抗菌剤に耐性を取得するからです。

❖ 細菌感染症による治療の原則

　対象の細菌に「有効な抗菌剤を」「適切な量」「適切な期間」使うことが重要です。以前は安全性を重視し、低用量を長期間使用していたケースが多かったのですが、血中濃度が上昇しないばかりか、患者さんが途中で服薬を止めたり、耐性菌を増殖させる原因になっていました。最近は薬剤感受性の考え方に加えて有効性を重視した、耐性菌を増やさない投与方法を推奨しています。

患者さんからよくある質問

Q1 「抗菌薬を使用してから下痢が治りませんが、大丈夫ですか?」

A1 過去2カ月以内に抗菌薬使用歴がある、または入院3日後の下痢の場合、クロストリジウム・ディフィシル関連下痢を疑い、便中毒素の検査を行います。むやみに下痢止めを投与せず、可能であれば抗菌薬の投与を中止することが必要です。

Q2 「服用を忘れた場合はどうしたらよいですか?」

A2 気がついた時に直ぐに服用してもらいますが、次の服用時間が近い場合は服用せず、次に服用する時間から服用してもらいます。ただし、2回分を同時に服用しないようにします。

Q3 「抗菌剤にはいろいろな種類がありますが、効果、強さは同じですか?」

A3 抗菌薬にはたくさんの種類があり、効果は細菌の種類によって異なります。抗菌剤にも得意な細菌、不得意な細菌があります。病気の種類や使用する本人の腎機能や肝機能の良し悪しによって、使用する抗菌剤を選択します。

Q4 「抗菌剤は症状がなくなったら途中で使用を中止してもよいですか?」

A4 抗菌剤は副作用が出なければ最後まで飲みきってください。途中で服用を止めたり、薬の量を減らしたりすると、症状が悪化したり、残った細菌が変化して薬が効かなくなることがあります。

1 - 2 セフェム系抗菌薬

◆特徴◆

- セフェム系抗菌薬は、ペニシリン系抗菌薬と同様に、細胞の細胞壁合成酵素を阻害し、殺菌的に作用します。第1～4世代に分類されます。

- 一般に、第1世代はグラム陽性菌に対する効果が高く、第2、第3世代になるにしたがって弱くなります。反対にグラム陰性桿菌に対する効果や、β-ラクタマーゼに対する安定性は強化されました。第4世代は、抗菌スペクトルが最も広くなっています。

代表薬　第3世代セフェム系

一般名：セフカペンピボキシル塩酸塩水和物
商品名：フロモックス
剤形：錠剤　75mg　100mg
　　　小児用細粒　100mg（イチゴ味）
用法・用量：成人　1回100mg　1日3回食後投与。
　　　　　　小児　1回3mg/kg　1日3回食後投与。

患者さんへの服薬指導のポイント

- フロモックスはセフカペン（CFPN）のプロドラッグです。
- セフカペンはβ-ラクタマーゼに安定、グラム陽性菌、グラム陰性菌に対して広域スペクトルと強力な抗菌力を有しています。
- 空腹時に比較して食後の吸収がよいため、出来るだけ食後に服用

します。

- 小児用細粒は苦味をマスクするため、イチゴ味がついています。しかし、細粒を潰したり、溶かしたりすると苦味を感じるので、出来るだけそのまま服用するようにします。
- 小児用細粒を牛乳やジュース、水で溶かして服用する場合は、時間経過とともに効果が弱くなるので、出来るだけ早く服用するようにします。

副作用

- ショック、アナフィラキシー、急性腎障害、無顆粒球症、血小板減少、溶血性貧血、偽膜性大腸炎、出血性大腸炎、中毒性表皮壊死融解症、皮膚粘膜眼症候群、紅皮症、間質性肺炎、好酸球性肺炎、劇症肝炎、肝機能障害、黄疸、横紋筋融解症、発疹、好酸球増多、顆粒球減少、BUN上昇、下痢、腹痛、胃不快感、胃痛、嘔気　等

その他の注意

- 重篤な肝機能障害、無顆粒球症、血小板減少、溶血性貧血の報告があり、添付文章に注意を喚起しています。
- セフェム系抗菌薬は、他の抗菌系に比較して、安全性が高く、使用頻度が高い薬剤です。ただし、長期に服用すると、ほとんどの抗菌剤が効かない耐性菌が出現することがあるため、適正な使用が必要です。
- 細胞壁のないマイコプラズマ、クリミジア、リケッチア、細胞壁にペニシリン結合蛋白質（PBP）がない真菌には効果がありません。

豆知識

世代の代表的なセフェム系抗菌薬

世代	一般名	略語	商品名
第1世代	セファクロル	CCL	ケフラール
	セファレキシン	CEX	ケフレックス
第2世代	セフロキシム　アキセチル	CXM-AX	オラセフ
第3世代	セフジニル	CFDN	セフゾン
	セフジトレン　ピボキシル	CDTR-PI	メイアクトMS
	セフポドキシム　プロキセチル	CPDX-PR	バナン
	セフカペン　ピボキシル塩酸塩水和物	CFPN-PI	フロモックス
第4世代	セフピロム硫酸塩	CPR	セフピロム硫酸塩「CMX」
	セフェピム塩酸塩水和物	CFPM	マキシピーム

代表的なセフェム系抗菌薬小児用細粒の味

世代	一般名（商品名）	味	注意点
第1世代	セファクロル （ケフラール細粒小児用）	オレンジ	少し苦みがある。
第3世代	セフジニル （セフゾン細粒小児用）	イチゴ	鉄剤併用で吸収10%低下。服用時は3時間以上あけて服用する。
	セフジトレン　ピボキシル （メイアクトMS小児用細粒）	バナナ	苦みがすぐに広がるので早く飲み込む。
	セフカペン ピボキシル塩酸塩水和物 （フロモックス小児用細粒）	イチゴ	細粒をつぶしたり、溶かしたりすると苦味が出る。

❖ 上手な薬の飲ませ方

　薬剤を練って口の中に付ける方法

1. 散剤に少量の水、または白湯を加えて耳たぶの硬さにしま

す。

2．団子状にして口腔内の上あごや頬に付けます。

3．水などで口の中に流し込みます。

　お薬を飲むのを嫌がるお子さんに、ごまかしたり、うそをついてもなかなかうまくはいきません。お子さんが納得するような説明をして、お子さんが頑張ろうとする気持ちや力を引き出す環境が必要と考えられています。お子さんが大好きなキャラクターを活用したり、なぜ薬を飲まなければならないか、情報は正しく伝えましょう。目の前で服用できたらおおげさに褒めること。

　また、お薬をお子さんに渡すときは「○○ちゃん、お薬のんでくれるかな？」と声をかけてあげることです。そうすることでお子さんが治療に参加している意識を持ってもらえます。

1 - 3 マクロライド系抗菌薬

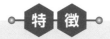

特　徴

　マクロライド系抗菌薬は、マイコプラズマ肺炎、百日咳など呼吸器疾患に多く用いられています。免疫を高める作用、気道絨毛運動を活発にする効果もあります。慢性気管支炎や副鼻腔炎に対して少量を長期に使用することもあります。蛋白合成を阻害し、細菌の増殖を抑える作用があります。マクロライド系抗菌薬は巨大環状ラクトン環の構造を持ち、14員環系（クラリスロマイシン）、15員環系（アジスロマイシン）、16員環系（ジョサマイシン）に分類されます。肺への移行が良いので、マイコプラズマ肺炎には第一選択薬になります。エリスロマイシンが発売された後に、吸収性や組織移行性を改善したクラリスロマイシンやアジスロマイシンが開発されました。

代表薬　クラリスロマイシン

一般名：クラリスロマイシン
商品名：クラリス
剤形：錠剤　50㎎　200㎎　ドライシロップ　10％（イチゴ味）
用法・用量：成人　1回200㎎　1日2回投与。
　　　　　　　　　　非結核性抗酸菌症には1回400㎎を1日2回投与。
　　　　　　小児　1日10～15㎎/kg、1日2～3回に分けて投与。

患者さんへの服薬指導のポイント

- クラリスは細菌の蛋白合成を阻害して細菌の増殖を抑える薬です。
- マクロライド系薬剤は、胃酸で分解され吐き気、むかつきなどの症状が出やすいですが、クラリスロマイシンは胃酸で分解されにくく消化器症状が出にくいといわれています。
- ドライシロップを柑橘系ジュース、スポーツドリンク、乳酸飲料などの酸性飲料と混ぜて服用すると苦味が出ますので行わないようにします。混ぜて時間が経過すると苦味が増すためすぐに服用しましょう。

副作用

- ショック、アナフィラキシー、劇症肝炎、肝機能障害、黄疸、肝不全、横紋筋融解症、血小板・汎血球・白血球減少、溶血性貧血、無顆粒球症、皮膚粘膜眼症候群、中毒性表皮壊死融解症、多形紅斑、PIE症候群、間質性肺炎、偽膜性大腸炎、出血性大腸炎、QT延長、心室頻拍、心室細動、痙攣、IgA血管症、急性腎障害、尿細管間質性腎炎、薬剤性過敏症症候群、発疹、嘔気・嘔吐、胃不快感、腹部膨満感・腹痛、下痢・軟便、好酸球増加、ALT上昇、AST上昇、γ-GTP上昇、LDH上昇、Al-P上昇　等

併用禁忌

- ピモジド、エルゴタミン製剤
- タダラフィル投与中
- 肝または腎障害者でコルヒチン投与中

本剤投与で作用が増強される薬剤

- ジゴキシン、テオフィリン、アミノフィリン、ジソピラミド、ベンゾジアゼピン系薬、エレトリプタン、カルバマゼピン、シクロス

ポリン、Ca拮抗薬、SU剤、タクロリムス、ワルファリン、エプレレノン、シンバスタチン、アトルバスタチン、ロバスタチン、コリヒチン、ジェノゲスト　等

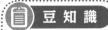

❖ 除菌への使用

　胃・十二指腸潰瘍の原因とされているH.pyloriの除菌に用いられることがあります。クラリスロマイシンの他にアモキシシリンとプロトンポンプ阻害薬を7日間服用します。

❖ 乳児のお薬の上手な飲ませ方

　乳児は満腹になると何も口にしません。ミルクの後で服用させるとゲップで吐いてしまうこともあります。必ずしも食事やミルクの後でなくてよいので、食後2時間経過または空腹時に飲ませてみてください。

代表的なマクロライド系抗菌薬

員環	一般名	略語	商品名
14員環	エリスロマイシン	EM	エリスロシン
	クラリスロマイシン	CAM	クラリス
15員環	アジスロマイシン水和物	AZM	ジスロマック
16員環	ジョサマイシン	JM	ジョサマイシン

代表的なマクロライド系抗菌薬小児用の味

世代	一般名（商品名）	味
14員環	エリスロマイシン （エリスロシンドライシロップ）	バニラ
	クラリスロマイシン （クラリスドライシロップ小児用）	イチゴ

15員環	アジスロマイシン水和物 （ジスロマック細粒小児用）	オレンジパイナップル
16員環	ジョサマイシン （ジョサマイシンドライシロップ）	イチゴ

1-4 ニューキノロン系抗菌薬

特徴

ニューキノロン系抗菌薬は、細菌の核酸合成に関わる酵素を特異的に阻害して、殺菌的に作用します。幅広いスペクトルを有しています。

キノロン系抗菌薬は、オールドキノロンとニューキノロンに分類されますが、ニューキノロンが主に使用されています。特に呼吸器疾患では、肺炎球菌やレンサ球菌に対する抗菌力の強いレスピラトリーキノロンが主流になっています。

ニューキノロン系抗菌薬

キノロン	一般名	略語	商品名
オールド	ピペミド酸水和物	PPA	ドルコール
ニュー	オフロキサシン	OFLX	タリビッド
	シプロフロキサシン	CPFX	シプロキサン
	レボフロキサシン	LVFX	クラビット
レスピラトリー	レボフロキシン高用量	LVFX	クラビット500mg
	ガレノキサシンメシル酸塩水和物	GRNX	ジェニナック

代表薬　ニューキノロン系

一般名：レボフロキサシン水和物
商品名：クラビット
剤形：錠剤　250mg　500mg
　　　細粒　10%
用法・用量：成人　1回500mg　1日1回。

患者さんへの服薬指導のポイント

● レボフロキサシンは、ペニシリン耐性やマクロライド耐性の肺炎球菌などの呼吸器感染症の原因菌に強い抗菌力を示します。

● レボフロキサシン500mg 1日1回投与でキノロン耐性肺炎球菌が抑制されます。

● フェニル酢酸系またはプロピオン系非ステロイド性消炎鎮痛薬（フルルビプロフェン）との併用で、痙攣を誘発することがあります。

● アルミニウム、マグネシウム、鉄、などを含む製剤と同時に服用すると、キレートを形成し、本剤の吸収が低下するため、同時に服用せず1～2時間間隔をあけて服用しましょう。

● 下痢や発疹などの副作用が報告されています。

● キノロン系の共通の副作用で光線過敏症を起こすことがあります。出来るだけ日光に当たらないようにして、もし、日光に当たって発疹やかゆみが出たら、医師や薬剤師に相談してください。

● 腎機能が低下している方への投与は、用量を減らす、または投与間隔をあけます。

● 乳酸菌製剤との併用では、臨床上乳酸菌製剤の効果を消失・減弱する報告はありません。

● 食事の影響を受けた報告はありません。

● 小児（15歳未満）への投与は禁忌です。動物実験で関節異常が認められました。

● クラビットは1日1回服用を守ってください。

● 濃度依存的な殺菌作用を示すキノロン系抗菌薬は、1日に複数回投与するよりも1回の投与量を増量するほうが有効性が期待でき、耐性菌が抑制されます。

副作用

● ショック、アナフィラキシー、中毒性表皮壊死融解症、皮膚粘膜

眼症候群、痙攣、QT延長、心室頻拍、急性腎障害、間質性腎炎、劇症肝炎、肝機能障害、黄疸、汎血球減少症、無顆粒球症、溶血性貧血、血小板減少、間質性肺炎、好酸球性肺炎、偽膜性大腸炎等の血便を伴う重篤な大腸炎、横紋筋融解症、低血糖、アキレス腱炎、腱断裂等の腱障害、錯乱、せん妄、抑うつ等の精神症状、過敏性血管炎、重症筋無力症の悪化、大動脈瘤、大動脈解離、末梢神経障害、AST（GOT）上昇、ALT（GPT）上昇、γ-GTP上昇、肝機能異常、好酸球数増加、下痢　等

禁忌

● 小児には服用できません。

● 妊婦又は妊娠している可能性のある婦人は服用できません。

● ただし、妊婦又は妊娠している可能性のある婦人及び小児等に対しては、炭疽等の重篤な疾患に限り、治療上の有益性を考慮して投与することがあります。

相互作用

● ワーファリンとの併用でワーファリンの作用が増強します。

● 副腎皮質ホルモンとの併用で腱障害のリスクが増大するとの報告があるので、これらの薬剤との併用は、治療上の有益性が危険性を上回る場合のみとします。

豆知識

　クラビット経口（100mg）の9年間に痙攣報告された症例では、非ステロイド系消炎鎮痛剤（NSAIDs）併用を調べた結果、NSAIDs併用の有無・種類に関係がないことが推察されました。以下の4つの背景を持つ方に痙攣を起こしやすい傾向が見られました。

・てんかん等の痙攣性の疾患またはその既往がある方。
・腎障害のある方。
・75歳以上
・過去にキノロン薬でめまいや不眠を経験した方。

❖ 偽膜性腸炎について

　抗菌剤の副作用として、頻度が高く現れる症状に下痢があります。偽膜性腸炎といって抗菌薬が腸内細菌叢を破壊して、Clostridium difficileが増殖し産生する毒素が腸炎や下痢を起こします。内視鏡検査で偽膜の形成が認められます。高齢者や感染への抵抗力の低下している患者さんに多く見られます。投与開始後5～10日後から腹痛、血便、発熱、下痢が起こった場合は、偽膜性腸炎の疑いがあります。重篤な場合にはイレウスや中毒性巨大結腸症に発展する場合があります。まず、原因として疑われる抗生物質の投与を中止します。軽症例では乳酸菌製剤を大量投与します。中等症および重症の場合はバンコマイシンを投与し、下痢に伴う輸液・電解質管理は厳重に行います。下痢止めは、症状を悪化させ麻痺性イレウスに発展する可能性があるため原則として禁忌です。

1-5 抗ヘルペスウイルス薬

・●━━●━ 特 徴 ━●━━●・

- 抗ヘルペスウイルス薬は、ウイルスDNAの複製を阻止して、ウイルスの分裂や増殖を抑制します。
- 単純疱疹、帯状疱疹、水痘の治療や性器ヘルペスの再発防止に使います。
- ウイルス由来のチミジンキナーゼにより活性化されて作用するため、選択毒性が高いです。

抗ヘルペスウイルス薬の種類と適応症

適応症	VACA バラシクロビル塩酸塩 (バルトレックス)		ACV アシクロビル (ゾビラックス)		
	顆粒	錠	軟膏 クリーム	錠	顆粒
単純疱疹	○	○	○	○	○
造血幹細胞移植における単純ヘルペスウイルス感染症(単純疱疹)の発症抑制	○	○		○	○
帯状疱疹	○	○		○	○
水痘	○	○			○
性器ヘルペスの再発抑制	○	○		○※	○※

※40kg以上の小児のみ

人に感染する代表的なヘルペスウイルス

ヘルペスと聞くととても怖い病気に思えるかもしれませんが、誰でも感染している一般的なウイルスです。

例えば、水疱瘡はほとんどの子供たちがかかったことがあります。

単純ヘルペス1型には50〜70％、2型には5〜10％の人が感染しています。

ヘルペスウイルスは感染していても普段症状が出ない方が多いのです。

ウイルスの種類	主な病気
単純ヘルペス ウイルス1型	口唇ヘルペス、ヘルペス性歯肉口内炎、カポジ水痘様発疹症、角膜ヘルペスなど
単純ヘルペス ウイルス2型	性器ヘルペスなど
水痘・帯状疱疹ウイルス	水ぼうそう、帯状疱疹

代表薬　バラシクロビル塩酸塩

一般名：バラシクロビル塩酸塩

商品名：バルトレックス

剤形：錠剤　500mg

　　　顆粒　50％

用法・用量：単純疱疹　成人　1回500mg　1日2回投与。

　　　　　　帯状疱疹　成人　1回1,000mg　1日3回投与。

患者さんへの服薬指導のポイント

● ウイルスのDNAを複製する酵素を阻害して複製を阻止して、ウイルスの増殖を抑えます。正常な細胞にはほとんど影響を及ぼしません。

● バラシクロビルはアシクロビルのプロドラッグで、経口アシクロビルの3〜5倍の血中濃度が得られます。これは吸収効率が改善されたためで、服用回数も少なくなりました。

● 単純ヘルペス、帯状疱疹では第一選択薬です。

- 　適応症により服用方法や用量、服用期間が異なります。単純疱疹の場合は5日間、帯状疱疹の場合は7日間服用します。
- 　自己判断で服用を中止したり、再開したりすると薬剤の効果が弱くなることがあります。
- 　主に腎臓から排泄されるため、腎機能が低下している方や高齢者に対しては、減量や投与間隔調整を行います。
- 　確実に薬剤の効果をあげるために、指示された回数を服用しましょう。
- 　腎機能が低下している方への投与は、用量を減らす又は投与間隔をあけます。

副作用

- 　アナフィラキシーショック、アナフィラキシー、汎血球減少、無顆粒球症、血小板減少、播種性血管内凝固症候群、血小板減少性紫斑病、急性腎障害、尿細管間質性腎炎、精神神経症状、意識障害、せん妄、妄想、幻覚、錯乱、痙攣、てんかん発作、麻痺、脳症等、中毒性表皮壊死融解症、皮膚粘膜眼症候群、呼吸抑制、無呼吸、間質性肺炎、肝炎、肝機能障害、黄疸、急性膵炎、発疹、肝機能検査値上昇、嘔気、下痢、めまい、頭痛、腎障害、排尿障害　等

禁忌

- 　アシクロビル過敏症

相互作用

- 　プロベネシド、シメチジンは、バラシクロビルの腎排泄を抑制するため、パラシクロビルの血中濃度上昇。

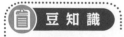

❖ 単純疱疹

　単純ヘルペスウイルスの感染によって起こります。初感染で増えたウイルスは神経に潜み、疲労やストレスにより再発します。口唇ヘルペスは幼児によく見られます。

1 - 6 抗インフルエンザウイルス薬

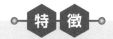特　徴

抗インフルエンザウイルス薬の主流はノイラミニダーゼ（NA）阻害薬です。この薬剤は、インフルエンザウイルス表面に存在するNAという酵素の活性部位をブロックしてウイルスの増殖を防ぎます。

ノイラミニダーゼ阻害薬

一般名	オセルタミビル	ザナミビル	ペラミビル	ラニナミビル
商品名	タミフル	リレンザ	ラピアクタ	イナビル
剤形	経口剤	吸入剤	注射剤	吸入剤
適用	カプセル：成人、小児	成人、小児	成人	成人、小児
有効ウィルス	A型・B型	A型・B型	A型・B型	A型・B型
成人1日投与量	75mg 1日2回	10mg 1日2回	300mg 15分間以上かけて、単回点滴静注	40mg　単回
小児	2mg/kg 1日2回	10mg 1日2回	1日1回10mg/kgを15分間以上かけて、単回点滴静注	10歳未満 20mg　単回 10歳以上 40mg　単回
投与日数	5日	5日	1回	1回
特徴	腎機能に合わせて投与間隔を調整する。	吸入可能な5歳以上適用。	1回の治療で完結。経口投与困難な方に有用。	1回の治療で完結。オセルタミビル耐性ウイルスにも有効。

代表薬　オセルタミビルリン酸塩

一般名：オセルタミビルリン酸塩
商品名：タミフル
剤形：カプセル剤　75mg
　　　ドライシロップ　3％
用法・用量：【治療】成人・小児（体重37.5kg以上）　1回75mg
　　　　　　　　　　　1日2回　5日間投与。
　　　　　　【予防】1回75mg　1日1回　7〜10日間投与。

患者さんへの服薬指導のポイント

- オセルタミビルは、インフルエンザウイルスに感染した細胞内からウイルスの放出を阻害し、ウイルスの増殖を抑えます。
- A型またはB型インフルエンザウイルス感染症に用います。
- インフルエンザ様の症状発生から2日以内に服用を開始します。
- 抗インフルエンザ薬の服用の有無、種類にかかわらず、インフルエンザにかかっている際は転落、徘徊等の異常行動が発現する事例があるので、防止するための予防的な対応につき、患者さんや家族等に説明しましょう。
- インフルエンザの症状は、発熱や鼻水だけでなく、筋肉痛や倦怠感があります。
- 自己判断により服用を中止したり、再開したりすると薬剤の効果が弱くなります。
- 確実に薬剤の効果をあげるために、指示された回数を服用します。
- 高度な腎機能障害がある場合は、慎重に使用します。

副作用

● ショック、アナフィラキシー、肺炎、劇症肝炎、肝機能障害、黄疸、重篤な肝炎、AST、ALT、γ-GTP、Al-Pの著しい上昇、皮膚粘膜眼症候群、中毒性表皮壊死融解症、急性腎障害、白血球減少、血小板減少、精神・神経症状、異常行動、精神神経症状、出血性大腸炎、虚血性大腸炎、発疹、下痢、腹痛、悪心・嘔吐、めまい、頭痛、不眠症　等

禁忌

● オセルタミビル過敏症

相互作用

● プロベネシドの併用により、オセルタミビルの腎排泄を抑制するため、オセルタミビルの血中濃度上昇。
● ワルファリンの併用後にプロトロンビン時間が延長したことがある。

豆知識

❖ 予防投与について

　原則として、インフルエンザウイルス感染症を発症している患者の同居家族又は共同生活者で、以下の症状のある方が対象です。　・高齢者（65歳以上）・慢性呼吸器疾患又は慢性心疾患患者・代謝性疾患患者（糖尿病等）・腎機能障害患者

❖ 発症から投薬期間について

　インフルエンザウイルスの増殖は発症から48時間でピークになると考えられています。それ以降に投与しても効果は期待できないといわれています。しかし、実際には発熱から48時間の境界は

本人や家族の思い込みもあり、風邪症状と区別がつきにくいこともあります。また、48時間以降にウイルスが増殖する患者さんもいます。患者さんの症状が強い場合は投与を勧めるべきです。

❖ 解熱剤の使用について

　ウイルス感染症は、発熱によって自然に回復する疾患なので、原則的には解熱剤は用いません。解熱剤を使用する場合は、発熱で体力の消耗が激しいとき、発熱で食事が出来ないとき、脱水症状が出ているときに限ります。

　解熱剤は、アセトアミノフェンを選択します。ジクロフェナックナトリウムやメフェナム酸とインフルエンザ脳症の重症化や、アスピリンとライ症候群との関係が指摘されているためです。

1-7 抗真菌薬

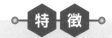

多くの種類があり強い抗真菌活性を有するものが多く、問題なく使用できます。注意するべきことは、原因菌が白癬菌であるか否かの確定診断です。これは、表在性皮膚真菌症でもカンジダや癜風菌には無効であったり、保険適用でない薬剤もあるためです。

外用抗真菌薬

分類	イミダゾール系		ベンジルアミン系	アリルアミン系
一般名	硝酸ミコナゾール	ビホナゾール	塩酸ブテナフィン	塩酸テルビナフィン
商品名	フロリードD	マイコスポール	メンタックス	ラミシール
含有量	1.0%	1.0%	1.0%	1.0%
1日用法	2〜3回	1回	1回	1回
クリーム	○	○	○	○
液	○	○	○	○
スプレー	―	―	○	○

適した剤形

	趾間型		小水疱型(破裂している)		角質増殖型
状態	乾燥	ジュクジュク	いない	いる	
クリーム	○	○	○	○	△
液	○		○		
スプレー	○		○		

代表薬(外用)　塩酸テルビナフィン

一般名：塩酸テルビナフィン
商品名：ラミシール
剤形：クリーム、液、スプレー　各1.0%
用法・用量：1日1回　使用。

患者さんへの服薬指導のポイント

● 　水虫はカビの一種（白癬菌）が寄生して起こる病気です。

● 　入浴後に使用しましょう。入浴後は角質が柔らかくなり薬剤の浸透がよくなります。

● 　患部よりひとまわり大きく広く、外側から内側に塗ります。白癬菌は角質の奥深く、扇状に広がっていることが多いため患部よりひとまわり広い範囲を囲い込むように塗ります。

● 　自己判断で薬剤の使用を中止しないようにします。外用薬剤開始後2～4週間でかゆみや水泡などの症状がなくなりますが、改善しているのは、角質層表面だけのことが多く、薬剤中止により再発します。必ず医師の指示に従い症状がなくなっても1～2カ月は薬剤を使用し続けるように説明します。

● 　バスマットやスリッパは共有せず、家庭内の掃除を頻繁に行い清潔にするなど家族にうつさないようにします。

副作用

● 　接触皮膚炎、赤斑、発赤、そう痒感、刺激感　等

❖ 水虫と間違えやすい疾患

　　水虫と間違えやすい疾患には、接触性皮膚炎、汗疱、掌蹠膿疱症がありますので、一般用医薬品を使用し症状が改善しない場合は医師の診断を受けるように指導しましょう。

代表薬（内用）　イトラコナゾール

一般名：イトラコナゾール

商品名：イトリゾール

剤形：カプセル　50㎎、内用液　1.0%

用法・用量：カプセル　1日100～200㎎　1回　食直後服用。
　　　　　　　内用液　200㎎　1日1回空腹時服用。

患者さんへの服薬指導のポイント

- イトラコナゾールは、真菌の細胞膜構成成分のエルゴステロールの生合成を阻害し、真菌の増殖を抑制します。

- 呼吸器、消化器、尿路などの内臓真菌症、深在性皮膚真菌症、体部白癬、爪白癬の治療に使用します。

- イトラコナゾールカプセルは胃のpHにより吸収が影響されます。空腹時や制酸剤との併用で吸収の低下があるため食直後に服用します。

- 水虫はカビの一種（白癬菌）が寄生して起こる病気です。

- 長期に服用すると肝機能障害を起こすことがあります。

- 相互作用が多い薬剤のため、併用薬、OTC、サプリメントなど服用を必ず確認します。

副作用

- うっ血性心不全、肺水腫、肝障害、胆汁うっ滞、黄疸、中毒性表皮壊死融解症、皮膚粘膜眼症候群、急性汎発性発疹性膿疱症、はく脱性皮膚炎、多形紅斑、ショック、アナフィラキシー、間質性肺炎、腹痛、嘔気、便秘、下痢、嘔吐、消化不良、食欲不振、鼓腸放屁、発疹、そう痒症、倦怠感、好酸球増多、白血球減少、血小板減少　等

相互作用

- 併用禁忌、併用注意薬が多く、キサンチン系薬剤、セント・ジョーンズ・ワートなどのサプリメントとの相互作用も多いので注意します。

禁忌

- ピモジド、キニジン、ベプリジル、トリアゾラム、シンバスタチン、アゼルニジピン、ニソルジピン、エルゴタミン、ジヒドロエルゴタミン、エルゴメトリン、メチルエルゴメトリン、バルデナフィル、エプレレノン、ブロナンセリン、シルデナフィル（レバチオ）、タダラフィル（アドシルカ）、アスナプレビル、バニプレビル、スボレキサント、イブルチニブ、チカグレロル、アリスキレン、ダビガトラン、リバーロキサバン、リオシグアトを投与中の患者、肝臓又は腎臓に障害のある患者で、コルヒチンを投与中の患者、本剤の成分に対して過敏症の既往歴のある患者、重篤な肝疾患の現症、既往歴のある患者、妊婦又は妊娠している可能性のある婦人　には使用できません。

第2章

免疫疾患・抗悪性腫瘍薬

免疫抑制と悪性腫瘍に使用する薬剤は、細胞増殖の抑制に関わることで共通点があります。
免疫抑制剤、代謝拮抗剤、抗ホルモン剤、分子標的治療薬について説明します。

2−1 免疫抑制剤

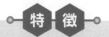

特徴

免疫抑制薬は臓器移植の拒絶反応に対しては一次治療薬になります。免疫疾患には、副作用が多いため二次的治療薬です。しかし、ステロイドで効果が出ない膠原病疾患には積極的に使用されるようになりました。

免疫抑制剤

	分類	機序	一般名（商品名）
細胞増殖阻害薬	代謝拮抗薬	細胞周期に作用し核酸合成阻害	アザチオプリン（イムラン） ミゾリビン（ブレディニン） レフルノミド（アラバ） メトトレキサート（リウマトレックス）
	アルキル化剤	DNAを直接アルキル化し複製阻害	シクロホスファミド（エンドキサン）
	リンパ増殖抑制薬	細胞傷害性T細胞とB細胞を抑制	グスペリムス（スパニジン）
	細胞増殖シグナル阻害薬	細胞内の受容体を介してmTORを阻害	エベロリムス（サーティカン）
リンパ機能阻害薬	カルシニューリン阻害薬	カルシニューリンを阻害しサイトカイン産生抑制	シクロスポリン（サンディミユン） タクロリムス（プログラフ、グラセプター）
生物学的製剤	サイトカイン阻害薬	サイトカインまたはその受容体に結合	インフリキシマブ（レミケード） エタネルセプト（エンブレル） トシリズマブ（アクテムラ）
	細胞標的薬	細胞表面の特異的な分子に作用	アバタセプト（オレンシア）

代表薬　タクロリムス水和物

一般名：タクロリムス水和物

商品名：プログラフ

剤形：カプセル剤　0.5mg　1mg　5mg

　　　顆粒　0.2%

　　　注射剤　2mg　0.4mL、5mg　1mL

用法・用量：共通（肝移植）初期に1回0.15mg/kg　1日2回服用

　　　　　　維持量は1日0.10mg/kg。

　　　　　　（カプセル0.5mg、1mgのみ）

　　　　　　関節リウマチ1日1回3mg夕食後服用。

※疾患により異なるので添付文章にて確認してください。

患者さんへの服薬指導のポイント

● カルシニューリンという蛋白を抑えることにより、リンパ球の増殖を促すインターロイキン2が生成されるのを抑制します。移植された臓器を攻撃するリンパ球（T細胞）の増殖を抑えるため、拒絶反応を予防したり、異常な免疫反応を抑制します。

● 臓器移植で起こる拒絶反応を抑制し、免疫細胞の異常によって起こる自己免疫疾患を治療します。

● 免疫力が低下するため、風邪などの感染症にかかりやすくなりますので、うがいや手洗い、マスクの着用を奨励します。

● 腎機能が低下するとの報告があるため、定期的な血液検査を行います。

● グレープフルーツジュースの摂取を控えるように指導します。グレープフルーツジュースの成分が免疫抑制作用を増強し副作用が現れやすくなります。

● セイヨウオトギリソウ含有食品はタクロリムスの作用を減弱します。

● 相互作用の多い薬剤ですので、医師や薬剤師にはタクロリムス服用していることを必ず伝えましょう。

副作用

● 急性腎障害、ネフローゼ症候群、心不全、不整脈、心筋梗塞、狭心症、心膜液貯留、心筋障害、中枢神経系障害、脳血管障害、血栓性微小血管障害、汎血球減少症、血小板減少性紫斑病、無顆粒球症、溶血性貧血、赤芽球癆、イレウス、皮膚粘膜眼症候群、呼吸困難、急性呼吸窮迫症候群、感染症、進行性多巣性白質脳症、BKウイルス腎症、リンパ腫等の悪性腫瘍、膵炎、糖尿病及び糖尿病の悪化、高血糖、肝機能障害、黄疸、重症筋無力症、クリーゼ、関節リウマチ、間質性肺炎、腎障害、高カリウム血症、高尿酸血症、低マグネシウム血症、血圧上昇、振戦、肝機能異常　等

禁忌

● 発症の可能性：生ワクチン接種
● 併用薬剤の副作用増強：シクロスポリン、ボセンタン
● 高カリウム血症：カリウム保持性利尿薬
● 妊婦又は妊娠している可能性のある女性には治療上の有益性が危険性を上回ると判断される場合にのみ使用します。

免疫抑制剤の代表的な適応症（保険適用外も含む）

	病名
臓器移植	臓器移植における拒絶反応の抑制
膠原病	血管炎症候群、関節リウマチ、全身性エリテマトーデス、多発性筋炎、皮膚筋炎、ベーチェット病
腎疾患	ネフローゼ症候群、腎炎
腸疾患	潰瘍性大腸炎、クローン病
肝疾患	慢性活動性肝炎

血液疾患	自己免疫性溶血性貧血、特発性血小板減少性紫斑病、再生不良性貧血
皮膚疾患	乾癬
神経疾患	重症筋無力症、多発性硬化症
その他	ぶどう膜炎、交感性眼炎、肺繊維症　等

2-2 代謝拮抗薬

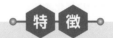

特徴

- 核酸や蛋白合成過程の代謝物と似た構造を持ち、核酸合成を阻害することで、がん細胞の分裂・増殖を抑制します。

- 他の免疫抑制薬と併用することで、臓器移植における拒絶反応の予防にもなります。作用機序が異なる薬剤を併用することで効果が高まりますので、投与量を減らしたり、結果的に副作用を低減することが出来ます。

- 代謝拮抗薬には、葉酸代謝拮抗薬、ピリミジン代謝拮抗薬、プリン代謝拮抗薬、その他代謝拮抗薬があります。

代表薬　テガフール・ギメラシル・オテラシルカリウム配合

一般名：テガフール・ギメラシル・オテラシル配合

　　　　テガフール：DNA合成阻害

　　　　ギメラシル：テガフールの効果を高める

　　　　オテラシル：消化器毒性軽減

商品名：ティーエスワン

剤形：配合カプセルT　20mg　25mg

　　　配合顆粒T　20mg /包　25mg /包

用法・用量：体表面積1.25㎡未満　40mg/回、1.25～1.5㎡　50mg/回、

　　　　　　1.5㎡以上　60mg /回

　　　　　　増減量の段階を40mg・50mg・60mg・75mg /回

　　　　　　1日2回、28日間連続投与後14日間休薬（1クール）

　以下を1クールとし、患者の症状や副作用発現の状態を確認しながら投与。

連続投与期間	休薬期間
28日間（4週間）	14日間（2週間）

患者さんへの服薬指導のポイント

● テガフールは体内で徐々に代謝され、フルオロウラシル（5-FU）に変換され効果を現します。

● ギメラシルはテガフールが5-FU以外に代謝分解を抑制するため、5-FUの効果が持続します。

● オテラシルは、下痢や食欲不振を軽減する作用があります。

● 胃がん、結腸・直腸がん、頭頸部がん、非小細胞肺がん、手術不能または再発乳がん、膵がん、胆道がんに適用があります。

● 基本的な服用方法は28日間連続投与後、14日間休薬します。ただし、がん化学療法のレジメンによって服用方法は異なります。

● 患者が服用方法を十分に理解するまで説明しましょう。

● 出来るだけ食後に服用するように説明します。食前の服用では効果が減弱する報告があります。

● 副作用が多く報告されています。命に関わる重大なものもあるので、副作用情報を伝え、疑わしい場合は直ちに医師や薬剤師に相談するよう説明しましょう。

● 相互作用を起こす薬剤も多いため、ティーエスワンを服用している旨、医師や薬剤師に告げるようにしましょう。

● フッ化ピリミジン系薬剤とは併用禁忌になり、薬剤切り替え時には、7日間以上の休薬が必要です。

● 各クール開始前投与中は2週間に1回以上、臨床検査を行います。特に1クール目、増量時には頻回実施しましょう。

副作用

● 骨髄抑制、溶血性貧血、播種性血管内凝固症候群、劇症肝炎等の

重篤な肝障害、脱水症状、重篤な腸炎、間質性肺炎、心筋梗塞、狭心症、不整脈、心不全、重篤な口内炎、消化管潰瘍、消化管出血、消化管穿孔、急性腎障害、ネフローゼ症候群、中毒性表皮壊死融解症、皮膚粘膜眼症候群、白質脳症等を含む精神神経障害、急性膵炎、横紋筋融解症、嗅覚脱失、涙道閉塞、白血球減少、好中球減少、血小板減少、赤血球減少、ヘモグロビン減少、ヘマトクリット値減少、リンパ球減少、AST（GOT）上昇、ALT（GPT）上昇、ビリルビン上昇、Al-P上昇、食欲不振、悪心・嘔吐、下痢、口内炎、味覚異常、色素沈着、発疹、全身倦怠感　等

禁忌

● 重篤な骨髄抑制、重篤な腎障害、重篤な肝障害、他のフッ化ピリミジン系抗悪性腫瘍剤（これらの薬剤との併用療法を含む）を投与中、フルシトシンを投与中、妊婦又は妊娠している可能性のある方には使用できません。

豆知識

❖ 色素沈着

　女性は特に色素沈着が発生します。外出時は帽子や手袋などを着用し、直射日光を避けましょう。

❖ ツール

　ティーエスワンには「服薬記録」「受診時掲示カード」というツールがあります。これらにより、服薬状況、副作用発現状態がわかり、服薬による危険を回避することが出来ます。

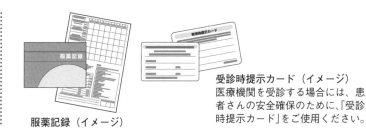

服薬記録（イメージ）

受診時提示カード（イメージ）
医療機関を受診する場合には、患者さんの安全確保のために、「受診時提示カード」をご使用ください。

代謝拮抗薬

2 - 3 抗ホルモン剤

特　徴

- ホルモンに影響を受ける腫瘍に対して、ホルモン分泌抑制作用、受容体拮抗作用で腫瘍の増殖を抑制します。乳がん、子宮体がん、前立腺がんにおいて適応になります。
- 抗エストロゲン薬（タモキシフェン）、抗アンドロゲン薬（ビカルタミド、フルタミド）などがあります。

代表薬　タモキシフェンクエン酸塩

一般名：タモキシフェンクエン酸塩
商品名：ノルバデックス
剤形：錠剤　10mg　20mg
用法・用量：10mg錠　1日20mg、1日1～2回服用
　　　　　　20mg錠　1日20mg、1日1日服用
　　　　　　1日最大40mg

患者さんへの服薬指導のポイント

- エストロゲンレセプターに競合的に結合し、抗エストロゲン作用を示し、腫瘍の増殖を抑えます。
- タモキシフェンの副作用で、子宮体がん、子宮肉腫、子宮内膜ポリープが報告されています。無月経、月経異常（不順等）、局所の痛み、性器出血が現れた場合は、受診し検査を受けましょう。
- ホルモン療法は、化学療法に比較すると一般的に副作用が少ないですが、長期間の投与になるため体調の変化には注意が必要です。

● のぼせ、ほてり、発汗、吐き気等、更年期障害に似た症状が現れることがありますが通常は徐々に軽快します。症状がだんだんと悪化したり、我慢できない状態であれば、医師や薬剤師にご相談ください。

副作用

● 無顆粒球症、白血球減少、好中球減少、貧血、血小板減少、視力異常、視覚障害、血栓塞栓症、静脈炎、劇症肝炎、肝炎、胆汁うっ滞、肝不全、高カルシウム血症、子宮筋腫、子宮内膜ポリープ、子宮内膜増殖症、子宮内膜症、間質性肺炎、アナフィラキシー、血管浮腫、皮膚粘膜眼症候群、水疱性類天疱瘡、膵炎、肝機能異常、脂肪肝、無月経、月経異常、性器出血、腟分泌物、卵巣嚢腫、卵巣嚢胞、陰部そう痒、子宮頸管ポリープ、腟ポリープ、悪心・嘔吐、食欲不振、下痢・腹痛等、頭痛、眩暈・めまい、不眠、抑うつ状態、感覚異常、発疹、発汗、脱毛等、皮膚血管炎、皮膚エリテマトーデス、晩発性皮膚ポルフィリン症、放射線照射リコール反応、筋肉痛、ほてり・潮紅、体重増加、浮腫　等

禁忌

● 妊婦又は妊娠している可能性のある方には使用できません。

相互作用

● ワルファリン：ワルファリン作用増強するため、出血傾向。
● パロキセチン：タモキシフェン作用減弱。
● リトナビル：タモキシフェンのAUCの上昇が予想。
● リファンピシン：タモキシフェンの血中濃度が低下。

豆知識

- 　乳がんの中には、エストロゲンとプロゲステロンにより腫瘍の増殖が認められるものがあります。タモキシフェンは、乳がんのエストロゲン受容体に対し、エストロゲンと競合的に結合し乳がんの増殖を抑制します。

- 　ホルモン療法は副作用が軽度である反面、治療効果を自覚しにくいこともあり、飲み忘れや自己判断による中断が多くなります。服用の継続が効果に直結しますので、再発予防に必要なことを患者に理解してもらいましょう。

- 　副作用の管理では、更年期障害様の症状や抑うつ傾向を捉えるために、睡眠障害、食欲不振などを聴くようにします。副作用が非常につらそうな場合は、医師に処方変更の相談をするようにアドバイスするケースもあります。

- 　閉経前ではエストロゲンは子宮から分泌されますが、閉経後は副腎から分泌されるアンドロゲンがエストロゲンに変換されます。抗ホルモン剤は、閉経前と閉経後では異なった薬剤を用います。

- 　抗ホルモン剤は、細胞を直接傷つけることはありません。例えば、タモキシフェン長期投与例においても、膣萎縮、骨粗しょう症、心疾患が発生する危険性はほとんどありません。

代表薬　ビカルタミド

一般名：ビカルタミド
商品名：カソデックス
剤形：錠剤　80mg、OD錠　80mg
用法・用量：1日1回　80mg

患者さんへの服薬指導のポイント

- ● ビカルタミドはジヒドロテストステロン（DHT）とアンドロゲン受容体の結合を競合的に阻害することで前立腺がんの増殖を抑制します。
- ● 副作用には、乳房腫脹、乳房圧痛、肝機能障害があります。
- ● ビカルタミド単独療法の場合は、性機能障害は起こりにくいとされます。それは、アンドロゲン分泌そのものには影響しないためです。
- ● ワルファリン併用時にはワルファリン効果増強のため出血傾向に注意が必要です。

副作用

- ● 劇症肝炎、肝機能障害、黄疸、白血球減少、血小板減少、間質性肺炎、心不全、心筋梗塞、乳房腫脹、乳房圧痛、ほてり、勃起力低下、腎機能障害、血尿、そう痒、発疹、発汗、性欲減退、頭痛、めまい、不眠、便秘、食欲不振、下痢、悪心・嘔吐、貧血、浮腫、総コレステロール上昇、中性脂肪上昇、倦怠感　等

禁忌

- ● 小児、女性

相互作用

- ● ワルファリン、トルブタミド、デキストロメトルファンで各薬剤の作用増強。

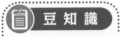

❖ アンドロゲンと抗アンドロゲン

　アンドロゲンは95%精巣から分泌、5%は副腎から分泌されます。抗アンドロゲン薬はアンドロゲンの働きを遮断し、がん細胞の増殖を抑制します。

2 - 4 分子標的治療薬

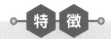

特徴

悪性腫瘍に特異的な分子生物学的な特徴に対する分子を標的にした薬剤です。がん細胞の増殖や死滅を目的に、ある特異的な分子に対して選択的に作用する薬剤です。細胞内で増殖シグナルを阻害する薬剤（チロシンキナーゼ、Rafキナーゼ、プロテアソーム阻害剤）、細胞の外側で受容体や増殖因子、表面抗体に作用する薬剤（モノクローナル抗体、血管新生阻害薬）の2種類があります。がん細胞と正常細胞の違いを見分ける分子、がん発生や進展に関する分子、がん細胞に特異的に発現する分子を標的にします。そのために、がん細胞に対する高い特異性、選択性があるため、正常細胞への影響が少ないと期待されていましたが、殺細胞性抗がん剤に共通する副作用は少ないものの、予測しにくい副作用が発現しています。

ゲフィチニブとエルロチニブ

	ゲフィチニブ	エルロチニブ
商品名	イレッサ錠	タルセバ錠
分子量	446.9	429.9
適応症	EGFR遺伝子変異陽性の手術不能・再発非小細胞肺がん	切除不能な再発・進行性でがん 化学療法後に増悪した非小細胞肺がん
用法・用量	250mg　1日1回食後	150mg　1日1回空腹時
有効	EGFR遺伝子変異陽性	EGFR遺伝子変異を問わず
最大量	1日750mg	1日150mg

2

分子標的治療薬

代謝	CYP3A4	CYP3A4、CYP1A2
排泄	86％糞中、4％尿中	83％糞中、8％尿中
半減期	30時間	27時間
副作用	急性肺障害、間質性肺炎、皮疹、肝障害、倦怠感　等	
相互作用	CYP3A4誘導薬、阻害薬、PPI、H$_2$ブロッカー、ワルファリン	

代表薬　エルロチニブ

一般名：エルロチニブ

商品名：タルセバ

剤形：錠剤　25mg　100mg　150mg

用法・用量：食事1時間以上前　又は食後2時間以降
切除不能な再発・進行性でがん化学療法施行後増悪した非小細胞肺がん　1日1回150mg
治癒切除不能な膵臓がん　（GEM併用時）1日1回100mg

患者さんへの服薬指導のポイント

● 細胞上の上皮成長因子受容体チロシンキナーゼ（EGFR）は細胞内のチロシンキナーゼに結合し、ATPリン酸化の活性を低下させ、細胞のシグナル伝達を阻害することで、がん細胞の増殖を抑制します。

● 投与量が異なるので、がん種を確認しましょう。

● 1日1回　空腹時に忘れずに服用しましょう。服用を忘れた場合は、2回分を一緒に服用しないようにしましょう。

● グレープフルーツは摂取しないようにしましょう。グレープフルーツの成分が免疫抑制作用を増強し感染しやすくなります。

● セイヨウオトギリソウは、エルロチニブの効果を減弱します。

● 副作用として、急性肺障害、間質性肺炎を起こすことがあります。投与後4週間までは特に注意が必要です。息切れ、乾性の咳、発熱などの初期症状の観察を行い、症状が発現した場合は受診しましょう。

● 服用早期より皮膚障害が発症するため、セルフケアの重要性を理解させ、皮膚障害時に自己判断で服用を中止しないよう説明しましょう。

● 保湿ケアを十分に行い、皮疹にはステロイド外用薬等を使用しましょう。

● 下痢は、下痢止め薬で対処、脱水症状にならないように水分を十分摂取しましょう。

● 授乳中は授乳を中止。

副作用

● 間質性肺疾患、肝炎、肝不全、肝機能障害、重度の下痢、急性腎障害、重度の皮膚障害、皮膚粘膜眼症候群、中毒性表皮壊死融解症、多形紅斑、消化管穿孔、消化管潰瘍、消化管出血、角膜穿孔、角膜潰瘍、痤瘡様皮疹等の発疹、皮膚乾燥・皮膚亀裂、爪囲炎等の爪の障害、下痢、口内炎、食欲不振　等

相互作用

● エルロチニブ作用増強：
CYP3A4阻害薬、グレープフルーツジュース、シプロキサシン

● エルロチニブ作用減弱：
CYP3A誘導薬、PPI、H$_2$ブロッカー、喫煙、セイヨウオトギリソウ

分子標的治療薬（モノクローナル抗体）

一般名	商品名	ターゲット	主な適応
トラスツズマブ	ハーセプチン	抗HER2ヒト化モノクローナル抗体	HER2過剰発現が確認された転移性乳がん、乳がん術後補助化学療法、治癒切除不能進行・再発胃がん
ベバシズマブ	アバスチン	抗血管内皮増殖因子（VEGF）ヒト化モノクローナル抗体	治癒切除不能な進行・再発結腸・直腸がん、扁平上皮がんを除く切除不能な進行・再発の非小細胞肺がん
トシリズマブ	アクテムラ	ヒト化抗ヒトIL-6レセプターモノクローナル抗体	既存治療で効果不十分な関節リウマチ、若年性特発性関節炎、全身型若年性特発性関節炎
セツキシマブ	アービタックス	抗ヒト上皮細胞増殖因子受容体（EGFR）モノクローナル抗体	RAS遺伝子野生型の治癒切除不能な進行・再発の結腸・直腸がん、頭頸部がん

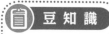
豆知識

❖ 抗がん治療のトレンド

　抗がん治療のトレンドとして、3つのキーワードがあります。

①　入院から外来へ

　従来のがん化学療法は、注射用抗がん剤が中心で、骨髄抑制、悪心、口内炎、下痢等つらい副作用が発症するため入院治療が主流でした。近年は、副作用の軽度な抗がん剤や投与方法

（レジメン）が開発されました。また、副作用の重篤化を抑える支持療法薬も開発され、在宅でも副作用対策が容易になってきました。

② 注射薬から経口剤へ

経口抗がん剤や経口分子標的治療薬が標準治療に加わり、選択されるようになりました。経口薬でも副作用は発現し、服薬を継続するためのアドヒアランス向上に薬剤師が関わることは不可欠です。

③ 院内から院外処方へ

経口抗がん剤や抗がん剤投与後の支持療法薬は院外処方せんになる傾向があります。薬局薬剤師も適切な服薬指導を行うために、医薬品情報ばかりでなく、がんの進行状態によるレジメンを理解して患者と接する環境を整えることが必要です。

❖ 減量と休薬

減量と休薬については、添付文章やレジメン、ガイドラインに示されています。レジメンは改訂されるので、疑問があれば必ず確認し、調剤しなければなりません。

❖ 分子標的治療薬の服用回数

分子標的治療薬の服用回数は1日1～2回です。服用時点は、食後や空腹時など薬剤によって異なることを認識しましょう。

❖ 服薬状況の把握

服薬状況の把握には、情報共有ツールとして製薬メーカーから患者用資材として提供されている冊子を活用することができます。

新規の抗悪性腫瘍薬では、未知の副作用が刻々と報告されるので、情報収集を十分に行いましょう。

薬剤師のキャリアデザインとは

薬剤師は、どんなキャリアデザインを描けばよいのでしょうか？

薬剤師の余剰時代到来といわれている需給予測ですが、一方で、病棟薬剤業務実施加算の新設に伴い、薬剤師の流動も加速化が予想されます。

	1980年	2008年	2018年
分業率（％）	4.8	59.1	74.0
年間処方せん枚数（万枚）	5,600	69.436	81.228
薬局薬剤師人数	36,677	135,716	180,415
薬局数	31,346	53,304	59,613
診療所数	77,611	99,083	102,105
病院薬剤師人数	27,088	50,336	59,956
病院数	9,055	8,794	8,372

日本薬学会第130年シンポジウム「6年生薬剤師が求める・求められる薬業界の現状と展望」－「6年生薬学部の就職」と「キャリアデザイン」より引用

キャリアデザインは、10年後を予測することではなく、「自分はこうなりたい」と目標を設定し、現在と目標とのギャップを埋めるように、現在の自分を高めていくことです。現状のまま漫然と過ごしてはいけません。

自分を実現するためには、自己を成長させ自分の満足度を上げることです。

ドラッグストアや調剤薬局でたとえるなら、組織の中で信頼を得て、一般薬剤師から、薬局長や店長、エリアマネージャー、本社教育担当、事業部長、執行役員などへステップアップすることができます。

キャリアアップすると、新たなポジションにつくことで立場が変わり、今まで見えなかったことが見えたり、新たな経験をすることができます。

第 3 章

炎症、痛み、発熱、アレルギーに作用する薬剤

炎症、痛み、発熱、アレルギーに作用する薬剤、非ステロイド抗炎症薬、非ピリン系解熱鎮痛薬、オピオイド鎮痛薬、副腎皮質ホルモン製剤、ヒスタミンH_1受容体拮抗薬、メディエーター遊離抑制薬について説明します。

3-1 非ステロイド抗炎症薬

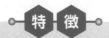
- 非ステロイド抗炎症薬（NSAIDs）とは、ステロイド以外で、抗炎症作用を持つ薬物群を示しています。一般にシクロオキシゲナーゼ（COX）阻害により抗炎症作用と鎮痛解熱作用を示します。優れた解熱、鎮痛、抗炎症作用を示すので治療にはよく使われます。内服薬ばかりではなく、外用薬として、坐薬、貼付剤、塗り薬など様々な剤形があります。

経口非ステロイド抗炎症薬の例

	一般名	商品名	用法
短時間	ジクロフェナクナトリウム	ボルタレン	1日3回
短時間	ロキソプロフェン	ロキソニン	1日3回
短時間	イブプロフェン	ブルフェン	1日3回
短時間	ロルノキシカム	ロルカム	1日3回
中間	セレコキシブ	セレコックス	1日2回
中間	エトドラク	ハイペン	1日2回
中間	ナプロキセン	ナイキサン	1日2〜3回
中間	スリンダク	クリノリル	1日2回
中間	メロキシカム	モービック	1日1回

代表薬　プロピオン酸系　ロキソプロフェンナトリウム

一般名：ロキソプロフェンナトリウム水和物
商品名：ロキソニン

剤形：錠剤　60　mg
　　　細粒　10%
用法・容量：成人　1回60mg　1日3回服用。
　　　　　　頓用　1回60〜120mg　最大1日180mgまで。

患者さんへの服薬指導のポイント

● ロキソプロフェンナトリウム水和物は、消炎及び鎮痛作用があります。

● ロキソプロフェンナトリウム水和物は、体内で活性体に変換され作用を示すプロドラッグで、胃障害が少ないといわれています。

● 効果発現は早いですが、持続時間は短い薬剤です。

● プロドラッグで胃障害が少ない薬剤といわれていますが、できるだけ空腹時や就寝前を避けて、コップ1杯の水で服用するよう説明しましょう。

● 副作用を防ぐために漫然と長期に服用しないことが重要です。

● NSAIDs治療は、原因療法ではなく対症療法です。

● 胃痛やむくみが出たら、医師や薬剤師に相談してください。

● 慢性疾患（関節リウマチ、変形関節症）に対しては、長期投与を行いますので、血液、肝機能検査を定期的に行います。

● 妊娠末期には使用できません。

副作用

● ショック、アナフィラキシー、無顆粒球症、溶血性貧血、白血球減少、血小板減少、中毒性表皮壊死融解症、皮膚粘膜眼症候群、急性腎障害、ネフローゼ症候群、間質性腎炎、うっ血性心不全、間質性肺炎、消化管出血、消化管穿孔、小腸・大腸の狭窄・閉塞、肝機能障害、黄疸、喘息発作、無菌性髄膜炎、横紋筋融解症、発疹、眠気、浮腫、腹痛、胃部不快感、食欲不振、悪心・嘔吐、下痢、浮腫　等

禁忌

● 消化性潰瘍、重篤な血液の異常、重篤な肝障害、重篤な腎障害、重篤な心機能不全、本剤の成分に過敏症の既往歴、アスピリン喘息又はその既往歴、妊娠末期の婦人には使用できません。

相互作用

機序	併用する薬物	結果
同一機序	利尿剤全般⇔NSAIDs	腎機能低下
	抗凝固薬全般⇔NSAIDs	重症消化管出血
相反機序	抗圧薬全般←NSAIDs	薬効低下（血圧↑）
	利尿薬←NSAIDs	薬効低下（心不全悪化）
吸収阻害	アルミニウム製剤→インドメタシン	吸収↓
吸収促進	重曹→NSAIDs	吸収↑
蛋白結合	ワルファリン←NSAIDs	薬効↑、出血傾向
薬物代謝	バルプロ酸←インドメタシン	代謝阻害、中毒
薬物排泄	ジゴキシン←NSAIDs	腎排泄↓、ジギタリス中毒
その他	ニューキノロン系←NSAIDs	痙攣

豆 知 識

❖ アスピリン喘息

　　NSAIDsでプロスタグランジンの合成が阻害されると、気管支が狭くなり、同時に気管支収縮物質のロイコトリエンも増加するため、アスピリン喘息が起こりやすくなります。

3 － 2 非ピリン系解熱鎮痛薬

特 徴

● 非ピリン系の解熱鎮痛薬は、ピリン系薬剤に比較して安全性が高いため小児や高齢者などによく用いられます。多くの一般用医薬品の中にも含まれています。皮膚の血管を拡張して、発熱した時に体温を下げる作用があり、痛みを和らげる作用もありますが、炎症を抑える作用はほとんどありません。内服薬のほかに、外用薬として坐剤があります。

● 発熱は何かの原因で体温が上昇した状態です。原因の多くは感染の場合が多く、ウイルスや細菌が体内に侵入するとマクロファージや単球など免疫細胞によって炎症性サイトカインの産生が促進されます。炎症性サイトカインが視床下部に作用し体温の温度設定を引き上げ発熱します。この発熱の場合は、ウイルスや細菌に対する生体防御反応になります。

代表薬　アセトアミノフェン

一般名：アセトアミノフェン

商品名：カロナール

剤形：錠剤　200mg　300mg　500mg　　　細粒　20%　50%
　　　坐剤　50mg　100mg　200mg　400mg　　シロップ　2％

用法・用量：

【成人】頭痛、腰痛、月経、分娩後痛、がん疼痛等
　　　　　1回300〜1,000mg、最大1日4,000mg。
　　　　　（急性上気道炎　1回300〜500mg頓用、最大1,500mg）

【小児】 1回体重10〜15mg／kg、最大1回500mg（成人量を超えない）

患者さんへの服薬指導のポイント

● アセトアミノフェンは、視床下部の体温調節中枢に作用して、体温の放熱を増すことで解熱作用を示します。

● アセトアミノフェンは総合感冒薬、解熱鎮痛薬に含まれていることから、併用による過量摂取により重篤な肝機能障害を起こすことがあり、定期的な検査を行う必要があります。

● アセトアミノフェンは、抗炎症作用はほとんどありません。

● 消化器障害、腎障害もNSAIDsに比較すると少なくなっています。

● 安全性が高いため、小児の解熱鎮痛には第一選択薬です。

● アルコールにより副作用の頻度が上昇するので飲酒は控えましょう。

● 空腹時の服用はできるだけ控えましょう。

● 解熱鎮痛薬の治療は対症療法であり、根本治療でないことを理解してもらいましょう。

副作用

● ショック、アナフィラキシー、中毒性表皮壊死融解症、皮膚粘膜眼症候群、急性汎発性発疹性膿疱症、喘息発作の誘発、劇症肝炎、肝機能障害、黄疸、顆粒球減少症、間質性肺炎、間質性腎炎、急性腎不全、チアノーゼ、血小板減少、血小板機能低下、悪心・嘔吐、食欲不振　等

警告

● 重篤な肝機能障害を起こすことがあるため、長期投与する場合、定期的な肝機能検査を行います。1,500mg／日を超える場合は特に注

意します。

● 他にアセトアミノフェンを含む総合感冒薬や解熱鎮痛薬との併用
は避けましょう。

禁忌

● 消化性潰瘍、重篤な血液障害、重篤な肝障害、重篤な腎障害、重
篤な心機能不全、過敏症、アスピリン喘息またはその既往歴のある
方には使用できません。

相互作用

● 本剤で作用が増強される薬剤：リチウム製剤（炭酸リチウム）、
ワルファリンカリウム

● 本剤で作用が減弱される薬剤：チアジド系利尿剤（ヒドロクロロ
チアジド　等）

╔═══════════╗
║ 📋 豆知識 ║
╚═══════════╝

❖ アセトアミノフェン坐剤

アセトアミノフェン坐剤を、吐き気止めの坐剤や熱性痙攣の坐
剤と併用する場合は、30〜40分間以上間隔をあけた後でアセトア
ミノフェンの坐剤を挿入します。坐剤は冷蔵庫で保管し、出来る
だけ排便後に使用するように説明します。坐剤が肛門に入りにく
い場合は、坐剤の周りに水を付ける、又は、包皮の上から手で暖
めて表面を少し溶かしてから挿入すると入りやすいです。

❖ ウイルス性疾患

小児のインフルエンザや水痘などウイルス性疾患にはNSAIDs
は使用しないで、アセトアミノフェンを用いるのが一般的です。
成人のインフルエンザに関してはNSAIDsの使用制限はありませ

ん。しかし、小児同様注意し、アセトアミノフェンを成人にも使用する医師が多いです。

　　配合薬の例

　　　商品名　PL配合顆粒（1g）

　　　　　　　サリチルアミド270㎎、アセトアミノフェン150㎎、
　　　　　　　無水カフェイン60㎎、プロメタジンメチレンジサリ
　　　　　　　チル酸塩13.5㎎

❖ アセトアミノフェン

　アセトアミノフェンは、アスピリン喘息に対してNSAIDsより
は安全ですが、注意が必要です。

3 – 3 　オピオイド鎮痛薬（麻薬性鎮痛薬）

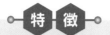

特徴

　オピオイド鎮痛薬は脳や脊髄に作用して、痛みを抑える薬剤です。薬剤の選択は痛みの強さに応じて決定します。鎮痛作用が強いため、NSAIDsなど他の薬剤で痛みをコントロール出来ない激しい痛みに用います。投与を開始するにあたり、便秘、吐き気など副作用対策も重要です。内服薬のほかに、外用薬としては、貼付剤、坐剤などがあります。

がん性疼痛治療の三段階ラダー（改変）

- 軽度（第一段階）：非オピオイド鎮痛薬（NSAIDs）±鎮痛補助薬
- 軽度～中等度 　：弱オピオイド鎮痛薬（コデイン）、又は、
  （第二段階）　　非オピオイド鎮痛薬（NSAIDs）±鎮痛補助薬
- 中等度～高度 　：強オピオイド鎮痛薬
  （第三段階）　　（モルヒネ、オキシコドン、フェンタニル等）、
  　　　　　　　　又は、非オピオイド鎮痛薬（NSAIDs）±鎮痛
  　　　　　　　　補助薬

　※鎮痛補助薬：抗てんかん薬、抗不整脈薬、ステロイド、抗不安薬
　　　　　　　　等

オピオイド鎮痛薬

分類	一般名（商品名）	特徴
弱オピオイド	コデインリン酸塩水和物（コデインリン酸塩）	鎮痛効果はモルヒネの1/10程度

3

オピオイド鎮痛薬（麻薬性鎮痛薬）

強オピオイド	モルヒネ製剤 (モルヒネ塩酸水和物)	液、錠、散、坐、注射剤など 多くの剤形
	オキシコドン製剤 (オコシコドン)	生体内利用率が経口投与で60 〜80%と高い。
	フェンタニル製剤 (デュロテップMT)	注射薬、貼付薬 脂溶性高い。

代表薬　モルヒネ塩酸塩水和物

一般名：モルヒネ塩酸塩水和物

商品名：モルヒネ塩酸塩

剤形：錠剤　10mg　原末　　注射剤　10mg注　50mg注　200mg注

用法・用量：内服　1回5〜10mg、1日15mg

患者さんへの服薬指導のポイント

● モルヒネ塩酸塩水和物はアヘンから精製された天然のオピオイド
鎮痛薬です。

● 内服薬（速放、徐放製剤、液剤）、注射、坐剤があります。

● 速放性製剤は、レスキュー薬としてよく使用されます。

● 眠気は20％程度の方が経験しますが、3〜5日で体が慣れてくる
と改善してきます。

● ほとんどの方が服用を始めると便秘になります。予防的に便を出
しやすくする薬剤（センノシド、ピコスルファート等）も服用しま
しょう。

● 服用を始めると吐き気を感じる方が半数近くいます。1〜2週間
で体が慣れてきて軽減します。吐き気止めの薬剤（ハロペリドー
ル、トラベルミン等）も服用しましょう。

● 麻薬を適正に使用している場合は、依存性は起こらないことを理
解してもらいましょう。

- あまった麻薬は、他人に決して譲らず、病院や薬局に持参するように説明します。
- 眠気やめまいが出ることがあるので、車の運転等は従事しないよう説明しましょう。
- 乳汁中に移行するため、授乳婦への投与の場合、授乳は中止しましょう。

副作用

- 依存性、呼吸抑制、錯乱、せん妄、無気肺、気管支痙れん、喉頭浮腫、麻痺性イレウス、中毒性巨大結腸、不整脈、血圧変動、顔面潮紅、眠気、眩暈、不安、不穏、興奮、視調節障害、発汗、悪心・嘔吐、便秘、口渇、発疹、そう痒感、排尿障害、頭蓋内圧の亢進、排尿障害、尿閉、脱力　等

注意

- 連用により、薬物依存が現れることがあるため、観察を十分行いましょう。

禁忌

- 重篤な呼吸抑制、気管支喘息発作中、重篤な肝障害、慢性肺疾患に続発する心不全、痙れん状態、急性アルコール中毒、本剤の成分及びアヘンアルカロイドに対し過敏症、出血性大腸炎、ナルメフェン塩酸塩水和物を投与中又は投与中止後1週間以内の方には投与できません。

相互作用

- 本剤で作用が増強される薬剤：ワルファリンカリウム
- 本剤の作用が減弱される薬剤：ブプレノルフィン

豆知識

❖ レスキュードース

　徐放剤を投与し痛みを抑えられていても、一時的に痛みが出る場合には、即効性の鎮痛薬を追加します。これをレスキュードースと呼びます。レスキュードースの目安は1日に投与しているオピオイド量をモルヒネ量に換算して1/6量を1回分として使用します。患者さんには、レスキュー薬は決められた間隔をあければ使用できるので、痛みを我慢しないように説明します。

❖ モルヒネの疼痛治療

　モルヒネの疼痛治療は患者さんの理解が不十分ですと、依存を恐れて自分の判断で減量や中止をしたり、副作用の発現で使用を拒否したりします。適正に使用することで疼痛を緩和することが出来ることを患者さんによく理解してもらうことが重要です。

3 – 4 副腎皮質ホルモン製剤

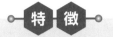

特徴

　副腎皮質ホルモンは、副腎で合成、分泌されるホルモンで、糖質（グルコ）コルチコイドと鉱質（ミネラル）コルチコイドに分けられます。副腎皮質ホルモン製剤としては、抗炎症作用を持つ糖質（グルコ）コルチコイドが使用されています。様々な全身用、局所作用を持ちますが、多くの副作用もあるため患者さんへは十分な理解が必要です。内服薬ばかりではなく、注射剤、坐薬、貼付剤、塗り薬、吸入薬、点眼薬など様々な剤形があります。

副腎皮質ホルモンの生理作用と薬理作用

糖代謝	末梢組織：糖利用↓、肝：糖新生↑、グリコーゲン合成↑　等
蛋白代謝	末梢組織：蛋白同化↓、肝：酵素誘導↑　　等
脂質代謝	血中脂肪酸↑、血中コレステロール↑
電解質代謝	血清K↓、K排泄↑、血清Na↑、Na排泄↓　等
血液成分	総白血球数↑、好酸球↓、リンパ球↓、赤血球数↑　　等
神経系	興奮性↑、うつ状態↑、味覚・嗅覚↓　等
循環器系	心臓：収縮力↑、拍動数↑、血管収縮↑　　等
消化器系	胃酸分泌↑　等
内分泌系	インスリン分泌↑、ACTH↓、成長ホルモン↓　　等
結合組織	骨、皮膚：コラーゲン産生↓、ムコ多糖合成↓　　等
免疫系	リンパ節重量↓、サイトカイン産生↓、抗体産生↓　　等
炎症反応	血管透過性↓、白血球遊走↓、肉芽腫形成↓、炎症性サイトカイン↓、アラキドン酸代謝酵素↓、ホスホリパーゼA_2↓、シクロオキシゲナーゼ2↓　　等

代表薬　プレドニゾロン

一般名：プレドニゾロン
商品名：プレドニン
剤形：錠剤　5 mg
用法・用量：成人　1日5〜60mg　1〜4回に分割して服用。

患者さんへの服薬指導のポイント

● 　副腎皮質ホルモンは、副腎の皮質部位から合成分泌されます。

● 　プレドニゾロンは、合成副腎皮質ホルモン製剤で、自己免疫疾患、リウマチ性疾患、アレルギーの治療に用いられます。

● 　炎症を抑える効果の高い薬剤です。症状にあわせて服用量を徐々に減らしていきますので、自己判断で量を減らしたり、急にやめたりしないで必ず医師の指示に従ってください。

● 　連続服用中の急な中断は、命に関わるショック症状など引き起こすことがあります。

● 　副腎皮質ホルモンの分泌量は、朝方が多く、夕方少ないという日内リズムにあわせた服用方法を守ってください。例えば、1日2回なら、朝と昼、または朝と夕なら朝の量を多くするなど調節します。

● 　患者さんが服用を忘れた時は、服用時間を変更しても原則1日量は処方通りにします。

● 　NSAIDsとの併用で消化性潰瘍の頻度が高くなるので注意します。消化管障害予防のため食後の服用を推奨します。場合によっては胃酸分泌抑制剤、制酸剤、粘膜保護剤の併用もあります。

● 　満月様顔貌は、顔が満月のように丸い状態になることがあります。プレドニゾロンを減量することで元に戻ります。

● 　継続的な服用により、細菌やウイルスに対する免疫力が低下する

ことがあります。手洗いやうがいをよく行い、人が集まる場所では
マスクを着用して感染を予防するとよいでしょう。

副作用

● 誘発感染症、感染症の増悪、続発性副腎皮質機能不全、糖尿病、
消化管潰瘍、消化管穿孔、消化管出血、膵炎、精神変調、うつ状
態、痙攣、骨粗鬆症、大腿骨及び上腕骨等の骨頭無菌性壊死、ミオ
パチー、緑内障、後嚢白内障、中心性漿液性網脈絡膜症、多発性後
極部網膜色素上皮症、血栓症、心筋梗塞、脳梗塞、動脈瘤、硬膜外
脂肪腫、腱断裂　等

相互作用

機序	併用する薬物	結果
同一機序	免疫抑制剤⇔ステロイド	重篤な感染症
	NSAIDs⇔ステロイド	消化性潰瘍合併率増加
相反機序	経口血糖降下薬←ステロイド	血糖値上昇
	生ワクチン←ステロイド	弱毒ワクチンの全身感染症
	抗凝固剤←ステロイド	抗凝固効果減弱または増強
吸収阻害	経口カルシウム←ステロイド	吸収↓
	ケイ酸アルミニウム→デキサメタゾン	吸収↓
蛋白結合	経口避妊薬→プレドニゾロン	薬効減弱
薬物代謝	バルビタール系薬剤→ステロイド フェニトイン カルバマゼピン リファンピシン	CYP3A4誘導でステロイド代謝亢進　薬効低下
受容体拮抗	イミダゾール系→ステロイド	結合阻害で薬効低下

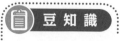

❖ プレドニゾロン

　プレドニゾロンは母体血中濃度の1～3％が乳汁に移行します
が、母体が20mg/日以下で治療されていれば臨床的にはほとんど
影響はありません。

禁忌

● 　デスモプレシン酢酸塩水和物（男性における夜間多尿による夜間
　頻尿）を投与中の方には使用できません。

3 − 5 ヒスタミンH₁受容体拮抗薬

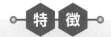

特　徴

くしゃみ、鼻水、かゆみなどのアレルギー反応を起こすヒスタミンの働きを抑えて症状を改善する薬剤です。抗ヒスタミン薬の選択にはインペアート・パフォーマンス（中枢作用による集中力、判断力、作業効率の低下）の有無が重視されています。

体内でヒスタミンが増加すると、ヒスタミン受容体に結合してくしゃみ、鼻水、かゆみなどのアレルギー症状が起こります。ヒスタミンH₁受容体薬はヒスタミンが受容体に結合するのを阻害し、アレルギー反応を抑える薬剤です。

内服薬だけではなく、点眼薬、点鼻薬などの剤形があります。

ヒスタミンH₁受容体拮抗薬

一般名 （商品名）	成人 1日量	投与 回数	気管支 喘息	湿疹、 皮膚炎	アレルギー性鼻炎	蕁麻疹
フマル酸ケトチフェン（ザジテン）	2 mg	2	○	○	○	○
メキタジン（ゼスラン）	喘息12mg 他　6 mg	2	○	○	○	○
塩酸フェキソフェナジン（アレグラ）	120mg	2		○	○	○
塩酸エピナスチン（アレジオン）	鼻炎 10〜20mg	1	○	○	○	○
エバスチン（エバステル）	5〜10mg	1		○	○	○

3

ヒスタミンH₁受容体拮抗薬

ロラタジン (クラリチン)	10mg	1		○	○	○

代表薬　塩酸エピナスチン

一般名：塩酸エピナスチン
商品名：アレジオン
剤形：錠剤　10mg　20mg
　　　ドライシロップ　1％
用法・用量：成人　1回10〜20mg　1日1回服用。
　　　　　　小児　1日0.25〜0.50mg/kg　1日1回服用。

患者さんへの服薬指導のポイント

● ヒスタミンが体内で増えて、ヒスタミン受容体に結びつくと鼻水やくしゃみやかゆみなどのアレルギー症状が出ます。この薬は、ヒスタミンが受容体に結びつくのを阻害してアレルギー反応を抑える薬です。

● ヒスタミンの他にも血小板活性化因子（PAF）やロイコトリエン（LT）といった化学伝達物質（ケミカルメディエーター）を抑える作用があるので、気管支喘息の予防にも使用されます。

● 気管支喘息の発作を軽減する薬ではありません。発作時の対処方法を伝えておきましょう。

● 作用時間が長いため1日1回の服用で効果があります。

● 効果が出るまで、2〜4週間かかるため、季節性の花粉症を予防する場合は、症状が出る4週間ほど前から服用を開始するとよいでしょう。

副作用

● 肝機能障害、黄疸、血小板減少、眠気、めまい、ふらつき、頭

痛、動悸、食欲不振、嘔気、下痢、尿閉　等

> 📋 **豆知識**

❖ 抗ヒスタミン薬

　抗ヒスタミン薬は第一世代と第二世代に分類されます。第一世代の特徴としては、効果は早く即効性がある反面、作用時間が短い。また血液脳関門を通過し、中枢神経や自律神経に作用するため、眠気や口渇、眼圧上昇、尿閉を起こす可能性があります。緑内障や前立腺肥大の方には注意が必要です。

❖ 抗ヒスタミン薬の第二世代

　第二世代は、第一世代の欠点を改良し、中枢神経や自律神経への作用が弱くなり、眠気や尿閉など副作用が軽減され作用時間が長いのが特徴です。自動車運転の注意記載がない第二世代非鎮静性抗ヒスタミン薬のデスロラタジン（デザレックス）、ビラスチン（ビラノア）の処方が増加しています。

❖ 妊娠時の投与方法

　妊娠時の投与方法として、第二世代の薬剤では妊婦への使用経験が十分でなく、安全性が確立していません。

❖ 妊婦への禁忌

　ヒドロキシジン（アタラックス）は妊婦には禁忌です。

❖ アレルギー反応の分類

	アレルギー反応型	主な疾患
Ⅰ型	即時型、アナフィラキシー型	アトピー性皮膚炎、喘息、蕁麻疹、アレルギー性鼻炎、アナフィラキシーショック
Ⅱ型	細胞障害型、細胞融解型	溶血性貧血、顆粒球減少症、突発性血小板減少紫斑病
Ⅲ型	免疫複合体型、アルサス型	全身性エリテマトーデス、関節リウマチ、急性糸球体腎炎
Ⅳ型	遅延型、細胞性免疫ツベルクリン型	接触性皮膚炎、アトピー性皮膚炎
Ⅴ型	受容体刺激型	バセドウ病

3 - 6 メディエーター遊離抑制薬

特 徴

　アレルギー反応は、メディエーターが体内で過剰に放出されることで起こります。メディエーターとは、ヒスタミン、ロイコトリエン、トロンボキサンA$_2$、血小板活性化因子（PAF）などです。この薬は、肥満細胞や好塩基球に作用し、メディエーターの放出を抑えます。すでに起きてしまったアレルギー反応には即効性はありません。効果が出るまでに1〜2週間かかりますので、予防薬として多く使用されます。

　内服薬だけではなく、点眼薬、点鼻薬、吸入液、エアロゾルなどの剤形があります。

メディエーター遊離抑制薬

一般名 （商品名）	成人1日量	投与回数	気管支喘息	アトピー性皮膚炎	アレルギー性鼻炎	ケロイド
トラニラスト （リザベン）	300mg 小児 5 mg/kg	3	○	○	○	○
ペミロラストカリウム （アレギサール）	喘息20mg 鼻炎10mg 小児0.4mg/kg	2	○	－	○	－

代表薬　ペミロラストカリウム

一般名：ペミロラストカリウム

商品名：アレギサール

剤形：錠剤　5 mg　10mg　ドライシロップ　0.5%

用法・用量：気管支喘息　成人・11歳以上　1回10mg　1日2回
　　　　　　アレルギー性鼻炎　1回5mg　1日2回

患者さんへの服薬指導のポイント

● 発作や症状を速やかに軽減する薬剤ではないことを事前に説明しましょう。

● 喘息の長期の管理役として軽症例や他薬との併用で効果が期待できます。

● 季節性の患者に投与する場合は、好発季節の直前から投与を開始し、好発季節終了時まで続けましょう。

副作用

● 眠気、腹痛、嘔気、ALT（GPT）上昇、AST（GOT）上昇　等

禁忌

● 妊婦又は妊娠している可能性のある方には使用できません。

第4章

代謝系に作用する薬剤

代謝系に作用する薬剤について説明します。

糖尿病薬：インスリン製剤、スルホニル尿素系薬剤（SU剤）、速攻性インスリン分泌促進剤、ビグアナイド系薬剤、α-グルコシダーゼ阻害薬、チアゾリジン系誘導体、DPP-4阻害薬

脂質代謝異常症治療薬：HMG-COA還元酵素阻害薬（スタチン）、小腸コレステロールトランスポーター阻害薬、フィブラート系薬剤

痛風治療薬：痛風・高尿酸血症治療薬

4-1 インスリン製剤

- インスリンは膵臓のランゲルハンス島から分泌される糖代謝にかかせないホルモンです。体内で不足しているインスリンを補充する目的で１型、２型糖尿病の方に投与されます。
- 以前は、牛や豚の膵臓を原料としていましたが、現在使用されているインスリンは遺伝子工学によって製造されたヒトインスリンとインスリンアナログ製剤です。超即効型インスリンと持効性インスリンは、遺伝子工学によってヒトインスリン分子の一部アミノ酸を改変したインスリンアナログ製剤です。
- ヒトインスリンとは作用時間が異なり、インスリンの基礎分泌と追加分泌を考慮した製剤の選択が可能になりました。

インスリン製剤の例

分類	商品名	発現時間	最大作用時間	持続時間
超速効	ノボラピッド注フレックスペン	10～20分	１～３時間	３～５時間
超速効	ヒューマログ注ミリオペン	15分未満	30分～1.5時間	３～５時間
速効	ノボリンR注フレックスペン	約30分	１～３時間	約８時間
速効	ヒューマリンR注ミリオペン	30分～１時間	１～３時間	５～７時間
混合	ノボリン30R注フレックスペン	約30分	２～８時間	約24時間
混合	ヒューマリン３/７注ミリオペン	30分～１時間	２～12時間	18～24時間

中間	ノボリンN注 フレックスペン	約1.5時間	4〜12時間	約24時間
中間	ヒューマリンN注 ミリオペン	1〜3時間	8〜10時間	18〜24時間
持効	レベミル注 フレックスペン	約1時間	3〜14時間	約24時間
持効	ランタスXR注 ソロスター	1〜2時間	明らかなピークなし	24時間超

代表薬　インスリンリスプロ

一般名：インスリンリスプロ

商品名：ヒューマログ

剤形：注100単位/mL　10mL/バイアル

　　　注カート　3mL/カートリッジ

　　　注ミリオペン　3mL/キット

　　　注ミリオペンHD　3mL/キット

用法・用量：1回2〜20単位を毎食直前に皮下注射。1日4〜

　　　　　　100単位

　　　　　　（投与回数、用量を超える場合もある）

患者さんへの服薬指導のポイント

● 　リスプロインスリンは、ヒトインスリンアナログ製剤の超即効型インスリンです。皮下注射後は15分程度で吸収されます。

● 　追加分泌に相当し、細胞内への糖の取り込み、肝臓での糖新生抑制、肝臓や筋肉におけるグリコーゲン合成を促進し、血糖値を低下させます。

● 　1型、2型いずれの糖尿病の患者さんにおいても、食後の高血糖を抑制します。

● 　正しい注射方法を患者さんに理解してもらいましょう。インスリ

ン製剤の名前、注射単位数、注射のタイミング、空打ちなど。

- インスリンの種類によって効果が続く時間が異なるため、指示された単位数と注射する時間を守ってください。

- インスリンを使用するうえで、重大な副作用は低血糖症状です。脱力感、激しい空腹感、動悸、発汗、手足のふるえが起こったら、ブドウ糖の摂取や砂糖の入った甘いジュースなどを飲んでください。

- 食事をしなかったり、激しい運動を行った場合は、低血糖症状が起きやすくなりますので注意します。

- インスリン製剤は、遮光して2～8℃で保管します。使用中は、室温保存で問題ありません。

- 一度凍ったインスリン製剤は使用できません。

- 他の医療機関を受診する場合、インスリン療法を行っていることを医師、薬剤師に告げるようにしましょう。

副作用

- 低血糖（脱力感、倦怠感、激しい空腹感、冷や汗、顔面蒼白、動悸、ふるえ、頭痛、意識障害）、アナフィラキシーショック、血管神経性浮腫　等

相互作用

血糖降下作用を増強する薬剤	ビグアナイド系	SU剤	スルホンアミド系薬剤
	速効性インスリン分泌促進薬	α-グルコシダーゼ阻害薬	インスリン抵抗性改善薬
	モノアミン酸化酵素阻害薬	三環系抗うつ薬	サリチル酸　誘導体
	シクロホスファミド	クマリン系薬剤	クロラムフェニコール
	硫酸グアネチジン	サルファ剤	コハク酸シベンゾリン

	ジソピラミド	塩酸ピルメノール	フィブラート系薬剤
	レセルピン	SGLT2阻害剤	
血糖降下作用を減弱する薬剤	チアジド系利尿薬	ループ系利尿薬	副腎皮質ステロイド
	ACTH	エピネフリン	グルカゴン
	甲状腺ホルモン	成長ホルモン	卵胞ホルモン
	経口避妊薬	ニコチン酸	濃グリセリン
	フェニルプロパノールアミン	イソニアジド	ダナゾール
	フェニトイン	酢酸ブセレリン	フェノチアジン誘導体
血糖降下作用を増強または減弱する薬剤	蛋白同化ステロイド	オクトレオチド	イセチオン酸ペンタミジン
	β遮断薬	炭酸リチウム	クロニジン

 豆知識

❖ 吸収速度

　注射する部位によって、吸収速度が異なります。

　腹部→上腕→でん部→大腿部の順で吸収速度が遅くなりますので、出来るだけ部位を決めて、その中で前回注射した場所から2〜3cmはなして注射するようにしましょう。

特徴

- 糖尿病の治療では、食事療法、運動療法、生活習慣改善など数ヶ月継続しても、血糖値のコントロールが出来ない場合に薬物療法を開始します。スルホニル尿素系薬剤（以下、SU剤）は、インスリン分泌の能力が残っている2型糖尿病患者に用いられます。膵臓のβ細胞を刺激することにより、インスリンの分泌を促進させ、血糖を降下させます。

- 現在、SU剤は、第一～第三世代の薬剤があり、効力、作用時間、血糖低下作用以外の作用に違いがあります。第一世代の薬物は現在ほとんど使用されていません。

- 第二世代では、グリベンクラミドが強力でよく使用されています。グリクラジドは、抗酸化作用や血小板機能亢進を抑える作用があり、血管病変への効果が期待されています。

- 第三世代のグリメピリドは、インスリン抵抗性改善作用があると考えられています。

スルホニル尿素系薬剤（SU剤）

分類	一般名 （商品名）	一日量 （mg）	1日 （回数）	半減期 （hr）
第一世代	アセトヘキサミド （ジメリン）	250 最大1,000	1～2	3.2
第二世代	グリベンクラミド （オイグルコン、ダオニール）	1.25～2.5 最大10	1～2	2.7
	グリクラジド （グリミクロン）	14～120 最大160	1～2	8.6

第三世代	グリメピリド（アマリール）	1～4 最大6	1～2	1～2

代表薬　グリメピリド

一般名：グリメピリド

商品名：アマリール

剤形：錠剤　0.5mg　1mg　3mg、口腔内崩壊錠　0.5mg　1mg
　　　3mg

用法・用量：0.5～1mgから開始し、1日1～2回　朝または朝夕、
　　　　　　食前または食後服用。1日1～4mg　最大1日6mg。

患者さんへの服薬指導のポイント

● スルホニル尿素系（SU剤）は、インスリン分泌能力が残っていて、食事療法や運動療法を行っても良好な血糖値にならない患者に使用します。

● グリメピリドは膵臓のβ細胞のスルホニル尿素受容体（SU受容体）に結合してインスリンの分泌を促します。

● インスリンの効果を増強する作用もあり、他のSU剤に比較して肥満になりにくいとの報告があります。

● 服用後短時間で血糖降下作用を示します。

● 低血糖症状（動悸、冷や汗、ふるえ、激しい空腹感等）が出ることがあるので、車の運転や危険を伴う作業には十分気を付けましょう。

● 低血糖症状が頻発する場合は、お薬が症状に合っていないことも考えられますので医師に相談しましょう。

● 低血糖症状が現れた場合の対処方法、例えば、ブドウ糖の携帯、ブドウ糖含有のジュースを飲むなどを説明しましょう。

● 発疹やかゆみ、貧血、便秘、などが現れたら、医師に相談してく

ださい。

● 食事をしなかったり、激しい運動を行った場合は、低血糖症状が起きやすくなりますので注意します。

● 他の医療機関を受診する場合、糖尿病の治療を行っていることを医師、薬剤師に告げるようにしましょう。

副作用

● 低血糖、汎血球減少、無顆粒球症、溶血性貧血、血小板減少、肝機能障害、黄疸、白血球減少、貧血、嘔気・嘔吐、心窩部痛、下痢、発疹、めまい、血清カリウム上昇・ナトリウム低下等の電解質異常、倦怠感　等

相互作用

血糖降下作用を増強する薬剤	インスリン製剤、ビグアナイド系薬剤、チアゾリジン系薬剤、α-グルコシダーゼ阻害剤、DPP-4阻害薬、GLP-1受容体作動薬、SGLT2阻害剤、プロベネシド、クマリン系薬剤、サリチル酸剤、プロピオン酸系消炎剤、アリール酢酸系消炎剤、オキシカム系消炎剤、β-遮断剤、モノアミン酸化酵素阻害剤、クラリスロマイシン、サルファ剤、クロラムフェニコール、テトラサイクリン系抗生物質、シプロフロキサシン、レボフロキサシン水和物、フィブラート系薬剤、アゾール系抗真菌剤、シベンゾリンコハク酸塩、ジソピラミド、ピルメノール　等
血糖降下作用を減弱する薬剤	アドレナリン、副腎皮質ホルモン、甲状腺ホルモン、卵胞ホルモン、利尿剤、ピラジナミド、イソニアジド、リファンピシン、ニコチン酸、フェノチアジン系薬剤、フェニトイン、ブセレリン　等

● 妊娠中、食事療法で血糖コントロールが出来ない場合は、胎盤を通過して、新生児の低血糖、巨大児の誕生が報告されているため、SU剤などの経口血糖降下剤の使用はできなくなります。インスリン療法に変更します。

```
📋 豆 知 識
```

● 服用の初期から効果がなかったり、次第に効果がなくなった場合は、運動不足、生活習慣の乱れ、食事の乱れなどが考えられます。

● 生活習慣を是正しても改善が見られない場合は、薬剤の変更、またはインスリン療法に切り替えるなどの対応を検討しましょう。

● 2種以上のSU剤併用、速効性インスリン分泌促進剤の併用は、治療上意味がないため基本的には行いません。

4

スルホニル尿素系薬剤（SU剤）

4 - 3 速効性インスリン分泌促進薬

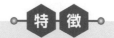

- 速効性インスリン分泌促進薬は、インスリン分泌が不十分で食後の血糖値の高い軽症の2型糖尿病の治療に用いられます。インスリン分泌を促進しますが、SU剤に比較して効果が非常に速く、持続時間が短いのが特徴です。食直前に服用することで、食後の高血糖値を抑えることが出来ます。膵臓のβ細胞を刺激することにより、インスリンの分泌を促進させ、速やかに血糖を降下させます。

- 血糖改善効果はSU剤ほど大きくはありませんが、空腹時血糖値はあまり高くはないが、食後の高血糖症状の患者にはよい適用になります。

速効性インスリン分泌促進薬

一般名 （商品名）	一日量 （mg）	1日 （回数）	半減期 （hr）
ナテグリニド （スターシス、ファスティック）	270 最大360	3回、食直前 10分以内	1
ミチグリニドカルシウム水和物 （グルファスト）	30	3回、食直前 5分以内	1.2
レパグリニド （シュアポスト）	0.75 最大3	3回、食直前	0.8

代表薬　ナテグリニド

一般名：ナテグリニド
商品名：スターシス
剤形：錠剤　30mg　90mg
用法・用量：1回90mg　1日3回　毎食直前服用。
　　　　　　1回120mgまで増量可能。

患者さんへの服薬指導のポイント

- 速効性インスリン分泌促進薬は、膵臓の β 細胞のSU受容体に結合し、インスリンの分泌を促進します。SU剤より吸収、作用、消失が早く現れます。

- 2型糖尿病の初期インスリン分泌のタイミングの遅延を改善し、食後の急激な血糖値の上昇を抑えます。

- 低血糖症状を起こす可能性は低いですが、低血糖時の対処方法の理解が必要です。低血糖症状とは、脱力感、激しい空腹感、動悸、発汗、手足のふるえ等です。対処方法はブドウ糖や糖分の多いジュースなどを摂取。症状が治まらない場合は、すぐに受診するように説明します。

- 食事の直前10分前に服用しましょう。服用してから食事開始までに30分間以上間隔があくと、低血糖症状を起こすことがあります。

- 服用を忘れた場合は、そのときは服用せず、次の服用時点に服用します。その際は1回分のみ服用してください。

- 食事をしなかったり、激しい運動を行った場合は、低血糖症状が起きやすくなりますので注意します。

- 他の医療機関を受診する場合、糖尿病の治療を行っていることを医師、薬剤師に告げるようにしましょう。

- ナテグリニドは重篤な腎不全の糖尿病患者には投与できません。

副作用

● 低血糖(脱力感、倦怠感、激しい空腹感、冷や汗、顔面蒼白、動悸、ふるえ、意識障害)、肝機能障害、黄疸、心筋梗塞、突然死、等

相互作用

● 血糖降下作用を増強する薬剤
　糖尿病用薬、アルドース還元酵素阻害剤、ピラゾロン系消炎剤、サリチル酸製剤、フィブラート系薬剤、ミコナゾール、フルコナゾール、ホスフルコナゾール、プロベネシド、クマリン系薬剤、サルファ剤、クロラムフェニコール、β遮断剤、モノアミン酸化酵素阻害剤、蛋白同化ホルモン剤、テトラサイクリン系抗生物質　等

● 血糖降下作用を減弱する薬剤
　アドレナリン、副腎皮質ホルモン、ニコチン酸、卵胞ホルモン、イソニアジド、ピラジナミド、フェノチアジン系薬剤、利尿剤、フェニトイン、甲状腺ホルモン　等

血糖コントロールの目標

　治療目標は年齢、罹患期間、臓器障害、低血糖の危険性、サポート態勢などを考慮して個別に設定します。いずれも成人に対しての目標値であり、65歳以上の方や妊婦は除きます。

※1　適切な食事療法や運動療法だけで達成可能な場合、または薬物療法中でも低血糖などの副作用なく達成可能な場合の目標とします。

※2　合併症予防の観点からHbA1cの目標値7%未満とします。対応する血糖値は、空腹時血糖値130㎎/dL未満、食後2時間血糖値180㎎/dL未満をおおよその目安とします。

※3　低血糖などの副作用、その他の理由で治療の強化が難しい場合の目標とします。

目標	血糖正常化を目指す際の目標 ※1	合併症予防のための目標 ※2	治療強化が困難な際の目標 ※3
HbA1c（%）	6.0未満	7.0未満	8.0未満

（目）**豆 知 識**

❖ **合併症予防のための食事**

　合併症を予防する食事のポイントとしては以下を心がけましょう。

　　・動物性脂肪の摂取を控える。
　　・植物性蛋白を多くとる。
　　・青魚は血栓の予防に効果的。
　　・食物繊維を積極的にとる。
　　・塩分を控えて薄味料理にする。

4 - 4 ビグアナイド系薬剤

特徴

- ビグアナイド系薬剤は乳酸アシドーシスの副作用により死者が出たことから、1970年以降使用されなくなっていました。しかし、最近メトホルミンのインスリン抵抗性改善作用が注目され、使用されるようになりました。
- インスリンの分泌を促進するのではなく、肝臓における糖の生成・放出を抑制、末梢組織での糖利用の促進、小腸での糖の吸収を抑制する作用があります。また、食欲を抑える効果もあり肥満傾向の2型糖尿病患者に有効です。

ビグアナイド系薬剤

一般名 (商品名)	一日量 (mg)	1日 (回数)	半減期 (hr)
メトホルミン塩酸塩 (グリコラン)	500 最大750	2～3回 食後	3.6
メトホルミン塩酸塩 (メトグルコ)	500 最大2,250	2～3回 食直前または 食後	4
ブホルミン塩酸塩 (ジベトス)	100 最大150	2～3回	資料なし

代表薬　メトホルミン塩酸塩

一般名：メトホルミン塩酸塩
商品名：メトグルコ
剤形：錠剤　250mg　500mg
用法・用量：1日500mg　1日2～3回　食直前または食後。
　　　　　　維持量1日750～1,500mg、1日2,250mgまで増量可能。

患者さんへの服薬指導のポイント

● メトホルミン塩酸塩は、肝臓でのブドウ糖の生成を抑制し、骨格筋や脂肪組織のブドウ糖取り込みを促進し、インスリンの抵抗性を改善します。

● 小腸からの糖吸収を抑制することで血糖値を低下させます。

● 膵臓のβ細胞に作用しないので、インスリン分泌促進作用はありません。

● 体重増加せず、血糖値のコントロールが改善できるので肥満傾向の2型糖尿病患者に適した薬剤です。

● 副作用では乳酸アシドーシスが注目され発生頻度は3人/10万人・年と高くはありませんが、発生すると致死率は50%におよびます。乳酸アシドーシスの症状は、嘔吐、腹痛、傾眠、昏睡などです。

● 重篤な乳酸アシドーシス、腎・肝障害患者、高齢者には定期的に肝・腎機能検査を行い、慎重に投与します。

● 検査でヨード造影剤を使用する場合は、検査4日前より服用を中止し、検査2日後より服用を再開します。

● 服用を忘れた時は、次の服用時間に1回分服用してください。2回分を一度に服用してはいけません。

● 脱水症状の時は、服用しないでください。

- 食事を自己判断で減らしたり抜いたりせず、食事療法はきちんと守りましょう。
- 服用を始めたり、服用量が増えた時は、しばらくの間、下痢、吐き気、食欲不振などがみられます。

副作用

- 乳酸アシドーシス、低血糖、肝機能障害、黄疸、横紋筋融解症、下痢、悪心、食欲不振、腹痛、嘔吐、乳酸上昇、消化不良、腹部膨満感、便秘、胃炎、肝機能異常、CK上昇、血中カリウム上昇、めまい・ふらつき　等

相互作用

- 血糖降下作用を増強する薬剤：
  糖尿病用薬、蛋白同化ホルモン剤、サリチル酸剤、β遮断剤、モノアミン酸化酵素阻害剤　等
- 血糖降下作用を減弱する薬剤：
  アドレナリン、副腎皮質ホルモン、甲状腺ホルモン、卵胞ホルモン、利尿剤、ピラジナミド、イソニアジド、ニコチン酸、フェノチアジン系薬剤　等

豆 知 識

❖ 乳酸アシドーシスについて

　　血液中の乳酸が増加して酸性になった状態です。メトホルミンによる発生頻度は9.6～16.2人/10万人です。特に肝・腎機能、心肺機能に障害のある方では起こりやすいといわれています。高齢者は肝・腎機能が低下しがちなので特に注意が必要です。症状は様々ですが、胃腸症状、倦怠感、筋肉痛、過呼吸等の症状がみられます。これらの症状が現れた場合には直ちに投与を中止し、受

診し、必要な検査等を行うなど適切な処置をとっていただくこと
が重要です。

❖ メトグルコについて

　　メトグルコにおいては、従来の用法・用量及び効能効果は、エ
ビデンスや使用実態とは異なっていました。2010年メトグルコに
ついては以下のように実態に即したものになりました。

　　・ＳＵ剤と併用する必要がない。
　　・食事・運動療法の効果不十分が効能効果に追加。
　　・高齢者禁忌→慎重投与に変更。
　　・維持用量１日750～1,500㎎、最高量2,250㎎

4

ビグアナイド系薬剤

4 - 5 α-グルコシダーゼ阻害薬

特徴

- 2型糖尿病患者の食後の血糖値上昇に対してインスリン分泌が遅れているので、食後の過血糖状態になります。α-グルコシダーゼ阻害薬は、糖質の消化・吸収を遅らせてインスリン分泌のタイミングが合うようになり食後の過血糖が抑制されます。単独療法だけでなく、SU剤やインスリンとの併用療法も可能です。

- 腸管で、二糖類から単糖類に分解する酵素（α-グルコシダーゼ）を阻害し、糖質の吸収を遅延させ、食後の過血糖状態を改善します。

- 現在、主に使用されているのは、アカルボース（グルコバイ）、ボグリボース（ベイスン）、ミグリトール（セイブル）です。

α-グルコシダーゼ阻害薬

一般名 （商品名）	一日量 (mg)	1日 （回数）	半減期 (hr)	作用時間 (hr)
アカルボース （グルコバイ）	150〜300	3回 食直前	―	（2〜4）
ボグリボース （ベイスン）	0.6 最大0.9	3回 食直前	―	（2〜4）
ミグリトール （セイブル）	150〜225	3回 食直前	2.3	（2〜3）

代表薬　ボグリボース

一般名：ボグリボース

商品名：ベイスン

剤形：錠剤　0.2mg　0.3mg、OD錠　0.2mg　0.3mg

用法・用量：1回0.2mg　1日3回　毎食直前。
　　　　　　1回0.3mgまで増量可能。

α-グルコシダーゼ阻害薬

患者さんへの服薬指導のポイント

● ボグリボースは二糖類分解酵素のα-グルコシダーゼを阻害し、糖の吸収を遅らせることで食後の過血糖症状を改善します。

● 小腸からの糖は二糖類では吸収できないので、血糖値が上昇しません。

● 食事と一緒に服用することで、炭水化物の消化を抑制し、食後の過血糖症状を改善します。

● 必ず、食事の直前に服用してください。食事開始15分後までに服用忘れに気づいたら、すぐに服用しましょう。

● 食後しばらくして服用忘れに気づいた場合は、服用しても効果がありません。

● 腹部膨満感や放屁、下痢などの症状が出ることがありますが、服用を継続すると数週間で改善されます。

● 肝機能障害を起こすことがありますので、定期的な肝機能検査を受けましょう。

● 低血糖症は、単独療法では起こりにくいですが、各種血糖降下薬を併用すると起こることがあります。

● 低血糖症状が起こった場合は、二糖類（砂糖）ではなく単糖類のブドウ糖を摂取しなければ、症状は改善しません。ブドウ糖を携帯するとよいでしょう。もしブドウ糖がない場合は、ブドウ糖含有の

ジュースで代用することができます。

副作用

● 低血糖、腸閉塞、劇症肝炎、重篤な肝機能障害、黄疸、意識障害を伴う高アンモニア血症、下痢、放屁、腹部膨満、軟便、腹鳴、腹痛、便秘、食欲不振、悪心・嘔吐、胸やけ、口渇、めまい、貧血、しびれ、顔面等の浮腫、眼のかすみ、ほてり、倦怠感、脱力感、高カリウム血症、血清アミラーゼ上昇、HDLコレステロール低下、発汗、脱毛　等

相互作用

● 低血糖症の発現

各種血糖降下薬（SU剤、ビグアナイド系、インスリン製剤、インスリン抵抗性改善剤　等）と併用すると低血糖症状が起こることがあります。

🗒 豆 知 識

❖ ボグリボース、アカルボース

ボグリボース、アカルボースは、消化管からはほとんど吸収されず、糞便中に排泄されます。腎機能障害のある患者にも用量調節の必要のない薬剤です。

❖ ミグリトールの注意点

ミグリトールは、腎透析患者への使用は十分に注意して行います。腎不全時には血中濃度が上昇し、また、腎透析によって約80％は除去されるなど影響が出ます。

❖ 投与

　腹部膨満感や放屁を自覚することが多いので、最初は1日1〜2回、少量投与で開始し、腹部症状を観察しながら徐々に1日3回にしていきます。

❖ ミグリトールへの期待

　ミグリトールは、小腸上部で大部分が吸収さます。一方、アカルボース、ボグリボースは腸管からはほとんど吸収されません。
　ミグリトール作用の弱い小腸下部では、糖質の消化・吸収が起こり、大腸に到達する未消化の糖質が減少し、アルカボース、ボグリボースに比較して腹部膨満感、放屁の副作用を軽減させることが期待されています。

❖ 糖尿病と禁煙

　タバコは、血管を収縮する作用があります。糖尿病の患者さんは、動脈硬化が進んでいることも多く、喫煙することで心筋梗塞や足の壊疽を悪化させます。

❖ 糖尿病と感染症

　感染症が多くなるのは、白血球の機能低下、高血糖で脱水症状が進み、血液循環が悪くなり、末梢まで白血球や酸素が行き渡らなくなります。細菌増殖に都合のよい状態になります。手術や歯科治療時にも、感染症にかかりやすいので、医師に糖尿病であることを伝えましょう。

4－6 チアゾリジン系誘導体

特徴

- 運動不足や欧米型の食生活によって、インスリン分泌はほぼ正常なのにもかかわらず、インスリンが働かずに糖尿病になることがあります。
- チアゾリジン系誘導体は、低下したインスリンへの反応状態を改善し、インスリンの働きをよくします。肝臓での糖利用を促進し、筋肉や脂肪組織のインスリン感受性を増加します。
- インスリン分泌を促進する作用はないので、単独治療での低血糖の危険性は少ないと考えられます。
- 日本では、塩酸ピオグリタゾン（アクトス）のみ発売されています。

代表薬　塩酸ピオグリタゾン

一般名：塩酸ピオグリタゾン

商品名：アクトス

剤形：錠剤　15mg　30mg、OD錠　15mg　30mg

用法・用量

・食事療法、運動療法のみの場合及び食事療法、運動療法に加えてスルホニルウレア剤又はα-グルコシダーゼ阻害剤もしくはビグアナイド系薬剤を使用する場合：

　成人　15～30mg　1日1回朝食前又は朝食後、上限45mg

・食事療法、運動療法に加えてインスリン製剤を使用する場合：

　成人　15mg　1日1回朝食前又は朝食後、上限30mg

患者さんへの服薬指導のポイント

● 血糖値はインスリンの分泌や働きが悪くなると上昇します。インスリンの働きが悪いことをインスリン抵抗性といいますが、ピオグリタゾンは、インスリンを効率よく働かせることにより、血糖値を低下させます。インスリン抵抗性改善薬といいます。

● ピオグリタゾンは肝臓で糖の利用を促進し、筋肉や脂肪組織のインスリン感受性を増大させます。

● インスリン分泌促進作用はないので、単独投与では低血糖の危険性は低いですが、SU剤との併用では低血糖に注意が必要です。

● ピオグリタゾンは、2万例以上の市場後調査で重篤な肝機能障害は見られませんでしたが、投与開始後定期的な肝機能チェックを行い、患者を観察する必要があります。

● 水、ナトリウムの貯留作用があるため、体重が増加することがあります。

● 食欲増進により、体重が増えることがありますので、食事療法、運動療法を継続しましょう。

● 浮腫、急激な体重増加、心不全症状が発現した場合は、すぐに受診するようにします。

● ピオグリタゾン投与で膀胱がん発症リスクが上昇したため、膀胱がん患者への投与は行いません。

● 低血糖症状が起こった場合は、ブドウ糖を摂取すると改善しますので、携帯するとよいでしょう。もしブドウ糖がない場合は、ブドウ糖含有のジュースで代用することができます。

● 心不全既往、心不全患者、重篤な肝機能障害患者には使用できません。

副作用

● 心不全、浮腫、肝機能障害、黄疸、低血糖、横紋筋融解症、間質性肺炎、胃潰瘍の再燃、LDH及びCKの上昇　等

- 血糖降下作用増強：各種血糖降下薬（SU剤、ビグアナイド系、インスリン製剤、α-グルコシダーゼ）、β遮断薬、サリチル酸製剤、MAO阻害薬、フィブラート系薬剤、ワルファリン
- 血糖降下作用減弱：アドレナリン、副腎皮質ホルモン、甲状腺ホルモン　等

豆知識

❖ 女性の場合

　女性では少量で効果がありますが、水、ナトリウムの貯留作用があるため体重が増加します。特に女性はその傾向が強いため、1日1回15mgから投与開始します。

❖ 心不全の場合

　心不全、心不全既往歴のある患者は禁忌、心不全発症のおそれのある心筋梗塞、狭心症、心筋症、高血圧性心疾患の患者には慎重投与です。

❖ 緊急安全性情報

　ピオグリタゾン服用中の急激な水分貯留による心不全について「緊急安全性情報」が発令されました。

❖ 塩酸ピオグリタゾン適応例

　2型糖尿病で以下のいずれかの治療で十分な効果が得られず、インスリン抵抗性が推定される場合に限ります。
1　①食事療法、運動療法のみ
　　②食事療法、運動療法に加えてスルホニルウレア剤を使用

③食事療法、運動療法に加えてα-グルコシダーゼ阻害剤を使用
④食事療法、運動療法に加えてビグアナイド系薬剤を使用
2　食事療法、運動療法に加えてインスリン製剤を使用
※効能又は効果に関連する注意として、インスリン抵抗性が推定される患者に限定。
肥満度（Body Mass Index＝BMI kg／㎡）24以上
あるいは、空腹時血中インスリン値5μU/mL以上

❖ 糖尿病を悪化させる食習慣について

食習慣	糖尿病を悪化する理由
食事の時間が不規則	血糖値が安定せずコントロールしにくい。
食事抜き	血糖値を安定させるには1日3食規則正しく取ることが大切。
早食い、大食い	満腹感を得る前に食べ終わり、後に余分に食べてしまう。
就寝前の食事	肥満の原因になり、血糖値が上昇しやすくなる。
糖分の多い飲み物を飲む	血糖値を急上昇させる。
禁酒、節酒を守らない	飲酒は血糖値を下げにくくする。

4-7 DPP-4阻害薬

特徴

● 血糖調節のしくみにインクレチンという消化管ホルモンが関与していることが判明しました。インクレチンには2種類の消化管ホルモンがあります。上部消化管のK細胞から分泌されるGIP（gastric inhibitory polypeptide）と下部消化管L細胞から分泌されるGLP-1（glucagon-like peptide-1）です。いずれのホルモンも膵臓のβ細胞を活性化できます。

● インクレチンを分解する酵素DPP-4を阻害することにより血糖値を降下させます。

● 日本では、シタグリプチン（ジャヌビア、グラクティブ）、ビルダグリプチン（エクア）、アログリプチン（ネシーナ）、リナグリプチン（トラゼンタ）が発売されています。

DPP-4阻害薬

一般名 （商品名）	一日量 （mg）	1日 （回数）	半減期 （hr）
シタグリプチン （ジャヌビア、グラクティブ）	50 最大100	1回	12
ビルダグリプチン （エクア）	50	1回　朝	1.8
	100	2回　朝・夕	
アログリプチン （ネシーナ）	25 腎中等度　12.5 腎高度・腎不全　6.25	1回	17
リナグリプチン （トラゼンタ）	5	1回	105

シタグリプチン

一般名：シタグリプチン

商品名：ジャヌビア、グラクティブ

剤形：錠剤　12.5mg　25mg　50mg　100mg

用法・用量：1日1回　50mg。
　　　　　　効果不十分時、1日100mgまで増量可能。

患者さんへの服薬指導のポイント

- インクレチンホルモンを分解する酵素DPP-4（ジペルチジルペプチダーゼ）を阻害することにより、活性型インクレチン血中濃度を上昇させ、インスリン分泌が促進されることで血糖をコントロールします。
- 中枢神経に作用することにより食欲を抑制し、体重が減少します。
- 膵臓β細胞の増殖促進、あるいはアポトーシスの抑制により膵臓を保護する作用があります。
- 他の糖尿病薬と併用すると低血糖症状を起こすことがありますので、血糖の管理には注意しましょう。
- 低血糖症状が起きた場合は、ブドウ糖や砂糖の入ったジュースなどを摂取します。
- 重度の腎障害患者には使用できません。
- 中等度腎障害の患者は、血清クレアチニンを目安に用量を調節します。

副作用

- アナフィラキシー反応、皮膚粘膜眼症候群、はく脱性皮膚炎、低血糖、肝機能障害、黄疸、急性腎障害、急性膵炎、間質性肺炎、腸

閉塞、横紋筋融解症、血小板減少、類天疱瘡、浮動性めまい、感覚鈍麻、糖尿病網膜症の悪化、回転性めまい、上室性期外収縮、心室性期外収縮、動悸、腹部不快感（胃不快感を含む）、腹部膨満、腹痛、上腹部痛、悪心、便秘、下痢、鼓腸、胃ポリープ、胃炎、萎縮性胃炎、びらん性胃炎、歯周炎、胃食道逆流性疾患、口内炎、肝機能異常、発疹、湿疹、冷や汗、多汗症、空腹、浮腫、倦怠感　等

相互作用

- 血糖降下作用増強：各種血糖降下薬（SU剤、ビグアナイド系、インスリン製剤、α-グルコシダーゼ）、β遮断薬、サリチル酸製剤、MAO阻害薬
- 血糖降下作用減弱：アドレナリン、副腎皮質ホルモン、甲状腺ホルモン　等

豆知識

❖ **チアゾリジン系薬剤との併用について**

　　併用すると循環血漿量が増加し浮腫が発現することがあります。

❖ **GLP-1とGIPの代表的生理作用**

GLP-1	GIP
膵臓： ・血糖依存的インスリン分泌促進 ・血糖依存的グルカゴン分泌抑制	膵臓： ・血糖依存的インスリン分泌促進
消化管： ・胃排泄遅延	脂肪細胞： ・脂肪蓄積
脳： ・食欲抑制	骨芽細胞： ・カルシウム蓄積

100

4 - 8 HMG-CoA還元酵素阻害薬（スタチン）

特 徴

　スタチンは肝細胞におけるコレステロール生合成の律速酵素HMG-CoA還元酵素を拮抗的に阻害することで、コレステロールの産生を強力に低下させます。最近は、血管内皮細胞、血管平滑筋細胞、血小板に対する作用を介して抗動脈硬化作用も注目されています。脳卒中の一次予防、二次予防効果も、示されつつあります。

　日本では、スタンダードスタチンとして、プラバスタチン（メバロチン）、シンバスタチン（リポバス）、フルバスタチン（ローコール）、ストロングスタチンとして、アトルバスタチン（リピトール）、ピタバスタチン（リバロ）、ロスバスタチン（クレストール）が発売されています。

HMG-CoA還元酵素阻害薬

一般名（商品名）	性質	一日量 （mg）	1日 （回数）	代謝酵素
プラバスタチン（メバロチン）	水溶性	10～20	1～2	―
シンバスタチン（リポバス）	脂溶性	5～10	1	CYP3A4
フルバスタチン（ローコール）	脂溶性	20～60	1	CYP2C9
アトルバスタチン（リピトール）	脂溶性	10～40	1	CYP3A4
ピタバスタチン（リバロ）	脂溶性	1～4	1	CYP2C9
ロスバスタチン（クレストール）	水溶性	2.5～20	1	CYP2C9

4

HMG-CoA還元酵素阻害薬（スタチン）

スタチンの多目的効果

- 血管皮機能改善作用
- 抗酸化作用
- 抗炎症作用
- プラーク安定化作用
- 凝固、線溶系に対する作用
- 血管新生、内皮前駆細胞誘導作用
- 免疫調節作用
- 心筋肥大抑制作用
- アポトーシス調節作用
- 骨代謝に対する作用

代表薬　プラバスタチン

一般名：プラバスタチン

商品名：メバロチン

剤形：錠剤　5 ㎎　10㎎　細粒　0.5%　1.0%

用法・用量：1 日　10㎎　1 回または 2 回に分けて服用。
　　　　　　重症時、1 日20㎎まで増量可能。

患者さんへの服薬指導のポイント

- 肝臓におけるコレステロール生成に必要な酵素HMG-CoA還元酵素を阻害することで、コレステロールの合成を抑制し、血清コレステロール値を低下させます。
- 脂質代謝異常症のなかでも、特に高コレステロール血症に有効です。
- 体内でのコレステロール生成は　夜間に亢進するため、夕食後の服用が特に効果があるといわれています。
- プラバスタチンは水溶性なので、他のスタチン製剤に比較して、

副作用が起こりにくくなっています。

- トリグリセライド低下の作用はあまり高くありません。
- 筋肉に障害を起こす横紋筋融解症が現れる場合があるため、筋肉痛が継続、関節が長時間痛んだり、血尿、コーラの色のような尿が出た場合は、すぐに受診してください。
- 横紋筋融解症については、CK（クレアチンキナーゼ）値が上昇するので、定期的に血液検査をすることが望ましいです。
- 妊婦、妊娠している可能性のある女性、授乳婦には投与できません。

副作用

- 横紋筋融解症、肝障害、血小板減少、間質性肺炎、ミオパチー、免疫介在性壊死性ミオパチー、末梢神経障害、発疹、肝機能異常、CK（CPK）上昇、尿酸値上昇　等

相互作用

- 併用注意：横紋筋融解症が発現しやすくなるため、免疫抑制剤、ニコチン酸など。

重要な基本的注意

- 腎機能に関する臨床検査値に異常が認められる患者に、本剤とフィブラート系薬剤を併用する場合には、治療上やむを得ないと判断される場合にのみ併用します。急激な腎機能悪化を伴う横紋筋融解症が現れやすいため、やむを得ず併用する場合には、定期的に腎機能検査等を実施し、自覚症状（筋肉痛、脱力感）の発現、CK（CPK）上昇、血中及び尿中ミオグロビン上昇並びに血清クレアチニン上昇等の腎機能の悪化を認めた場合は、直ちに投与を中止するなど適切な対応を行います。

4

HMG-CoA還元酵素阻害薬（スタチン）

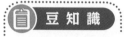

❖脂質異常症診断基準（空腹時採血）

LDLコレステロール	140mg/dL以上	高LDLコレステロール血症
	120〜139mg/dL	境界域高LDLコレステロール血症
HDLコレステロール	40mg/dL未満	低HDLコレステロール血症
トリグリセライド	150mg/dL以上	高トリグリセライド血症
Non-HDL コレステロール	170mg/dL以上	高Non-HDLコレステロール血症
	150〜169mg/dL	境界域Non-HDLコレステロール血症

4 - 9　小腸コレステロールトランスポーター阻害薬

◆ 特 徴 ◆

　エゼチミブは2007年に発売された比較的新しいコレステロール吸収阻害薬です。エゼチミブは小腸壁細胞におけるコレステロールの吸収に関係しているコレステロールトランスポーター（NPC1L1）を阻害して、小腸からの外因性コレステロールの吸収を平均54％阻害し、血清中のコレステロール濃度を低下させます。HMG-CoA還元酵素阻害薬（スタチン）との併用で相乗効果が認められています。

　エゼチミブは、小腸から速やかに吸収され、小腸又は肝臓でグルクロン抱合を受けて、胆汁中に排泄された後、再吸収され腸肝循環により長時間作用します。CYPの代謝を受けないため、併用薬との相互作用を受ける危険性が少なく、副作用も比較的少ない薬剤です。

　なお、エゼチミブは、分子標的であるNPC1L1に遺伝子多型が存在し、効果には個人差があると知られています。

小腸コレステロールトランスポーター阻害薬

一般名（商品名）	一日量（mg）	1日（回数）
エゼチミブ（ゼチーア）	10	1

コレステロール吸収が亢進している患者

● 高コレステロール血症患者
● 2型糖尿病合併患者
● 肥満を合併する患者

105

● スタチン長期服用患者

代表薬　エゼチミブ

一般名：エゼチミブ
商品名：ゼチーア
剤形：錠剤　10mg
用法・用量：1日　10mg　1回食後に服用。

患者さんへの服薬指導のポイント

● 　小腸上部のコレステロールの吸収に関与するコレステロールトランスポーターのNPC1L1のコレステロール輸送機能を阻害することにより、小腸からの胆汁、食事性のコレステロールの吸収を低下させ、血中コレステロールを低下させます。

● 　食後に服用し、服用を忘れた時は、気づいた時に1回分を服用するようにします。次に服用する時間が近いときは服用をとばします。

● 　エゼチミブは小腸から吸収されるため、下痢、便秘などがみられることがあります。

● 　コレステロール吸収を選択的に阻害するため、ビタミンA、ビタミンDなどの脂溶性のビタミンの吸収には影響を与えません。

● 　HMG-CoA還元酵素阻害薬（スタチン）やフィブラート系薬剤と併用する場合、横紋筋融解症、肝機能障害に注意しましょう。

副作用

● 　アナフィラキシー、血管神経性浮腫、発疹、横紋筋融解症、肝機能障害、便秘、下痢、腹痛、腹部膨満、悪心・嘔吐、蛋白尿、CK（CPK）上昇、発疹、コルチゾール上昇　等

● 併用禁忌：エゼチミブとスタチン併用時
　　　　　　　重篤な肝障害のある患者は使用できません。
● 併用注意：陰イオン交換樹脂（コレスチミド、コレスチラミン）
　　　　　　　と併用すると、コレステロール吸収の遅延・減少。

4

小腸コレステロールトランスポーター阻害薬

```
┌─────────────┐
│ 🗒 豆 知 識 │
└─────────────┘
```

❖ **エゼチミブの効用**

　従来の脂質代謝異常治療薬は、肝臓でコレステロールの生合成と分泌過程に作用するものがほとんどでした。エゼチミブは作用機序がまったく異なるため、食事や運動療法でコントロール出来ない患者さんへの単独投与、HMG-CoA還元酵素阻害薬で効果のなかった患者への併用投与など、新たな脂質異常症への治療の選択肢になっています。

❖ **脂質異常症**

　動脈硬化の原因になるのが血液中の脂質の値が異常になる脂質異常症です。患者さんへの生活改善ポイントをご紹介します。

・肥満ぎみの方はまず減量です。肥満はコレステロール、中性脂肪の増加を助長し善玉HDLを減らします。
・動物性脂肪の摂取を控えましょう。例として肉類、バター、乳製品などを控えます。
・甘いものの取り過ぎに注意しましょう。糖分と脂肪分を一緒に取るとコレステロールの合成を促進します。
・青魚を積極的に取りましょう。アジ、サバ、イワシなどの青魚は、善玉HDLを上昇させる作用があります。
・就寝前に食べないようにしましょう。コレステロールは夜間に合成されるので、就寝前に食べることは止めましょう。

・禁煙しましょう。タバコを吸うことにより、悪玉LDLが増加し、善玉HDLが減少します。
・お酒の飲み過ぎに注意しましょう。アルコールの飲み過ぎは、中性脂肪を上昇させます。
・ストレスを解消しましょう。慢性的なストレスはコレステロールを上昇させます。

4 -10 フィブラート系薬剤

◆━━◆ 特 徴 ◆━━◆

　脂質異常症は、血清中の脂質の量や質に異常をきたした病態です。動脈硬化の発症や進展を予防することが治療の目的です。フィブラート系薬剤は、核内受容体のペルオキシソーム増殖応答性受容体（PPARα）を活性化して、脂肪酸合成過程を抑制して、血中のトリグリセライドを低下させます。

　また、フィブラート系薬剤はIL-6の産生抑制による血管平滑筋における抗炎症作用や、インスリン抵抗性の改善作用、新規糖尿病の発症抑制、動脈硬化性疾患の発生を予防します。

　腎障害患者への投与は注意が必要で、血清クレアチニン値が1.5mg /dL以上の患者は少量または投与間隔を長くするなど対応が必要です。また、血清クレアチニン値が2mg /dL以上では投与はできません。

　日本では、ベザフィブラート（ベザトールSR）、フェノフィブラート（リピディル、トライコア）が発売されています。

フィブラート系薬剤

一般名 （商品名）	一日量 （mg）	一日 （回数）	禁忌症
ベザフィブラート （ベザトールSR）	400	2	透析患者、重篤な腎障害、Cr値2mg /dL以上、妊婦
フェノフィブラート （リピディル、トライコア）	錠剤 106.6〜160	1	肝障害、中等度以上の腎障害、Cr値2.5mg /dL以上、胆嚢疾患、妊婦、授乳婦

代表薬　ベザフィブラート

一般名：ベザフィブラート

商品名：ベザトールSR

剤形：錠剤　100mg　200mg

用法・用量：1日　400mg　1日2回　朝・夕食後に服用。
　　　　　　腎障害、高齢者には適宜減量。

患者さんへの服薬指導のポイント

● 　ベザフィブラートは、核内受容体のPPARαを活性化して脂質の
代謝を調節します。

● 　脂質異常症、高LDLコレステロール血症、高トリグリセライド血
症と診断された患者さんに使用します。

● 　筋肉に障害を起こす横紋筋融解症が現れることがあるので、筋肉
痛、関節痛、尿がコーラ様の色になったらすぐに受診してくださ
い。

● 　腎臓に障害がある場合やスタチンとの併用時に、横紋筋融解症が
起こりやすくなりますので注意しましょう。

● 　胆嚢の疾患がある場合は胆石症の発生に注意してください。

● 　下痢、嘔気の副作用が起こることがあります。症状がひどい、ま
たは継続する場合は受診してください。

● 　透析患者さん、腎不全など重篤な腎障害の患者さんは、服用でき
ません。

● 　効果が持続するように設計された薬剤のため、噛み砕いたり、割
ったりしないで、服用してください。

副作用

● 　横紋筋融解症、アナフィラキシー、肝機能障害、黄疸、皮膚粘膜

眼症候群、多形紅斑、CK（CPK）上昇、腹痛、嘔気、発疹、BUN上昇、クレアチニン上昇、貧血、尿酸の上昇　等

相互作用

- 併用注意：出血傾向　ワルファリン
  低血糖症状発現　SU剤、ナテグリニド、インスリン等
- 急激な腎機能悪化を伴う横紋筋融解症、HMG-CoA還元酵素阻害薬

その他　フェノフィブラート情報

- フェノフィブラート（リピディル、トライコア）投与時の注意
  〈肝機能〉
  　肝機能検査は投与開始3カ月後までは毎月、その後は3カ月ごとに行います。
  　肝機能検査で異常のある場合や肝障害の既往歴がある場合は、1日投与量をカプセルなら67mg、錠剤では53.3mgからはじめます。
  〈腎機能〉
  　血清クレアチニン値が2.5mg/dL以上の場合、投与を中止します。
  　1.5～2.5mg/dLの場合はカプセルは67mgから、錠剤の場合は53.3mgから開始、または投与間隔を延長します。
- フェノフィブラートは、吸収性を高めるため開発された微粉化製剤です。微粉化していない従来品に比較すると2/3量で生物学的に同等な効果があります。微粉化により薬剤が小型化し服用しやすいという特徴があります。空腹時では吸収が悪くなりますので、出来るだけ食後に服用するようにします。

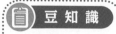
豆 知 識

❖ 喫煙

喫煙はLDL-Cを上昇させ、HDL-Cを低下させます。また、ニコチンや一酸化炭素により、血管内皮障害を起こし動脈硬化を促進させます。

❖ アルコール

適度なアルコールはHDL-Cを上昇させるが、過剰になるとVLDL-C合成が促進され、TGが上昇、HDL-Cは低下します。

❖ 食物繊維

食物繊維摂取で、胆汁中のコレステロールの再吸収が阻害され、TCが低下します。

4 −11 痛風・高尿酸血症治療薬

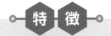

特　徴

　痛風・高尿酸血症治療薬は、発作時の痛風関節炎を治療する薬剤と尿酸をコントロールする尿酸降下薬があります。痛風治療薬として、コルヒチン、非ステロイド系抗炎症剤（NSAIDs）と副腎皮質ステロイド剤があります。尿酸降下薬では、尿酸生合成阻害薬と尿酸排泄促進薬があります。

　日本では、尿酸生合成阻害薬としては、アロプリノール（ザイロリック）、尿酸排泄促進薬としては、ベンズブロマロン（ユリノーム）、ブコローム（パラミヂン）があります。

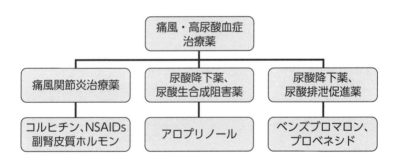

4

痛風・高尿酸血症治療薬

尿酸降下薬の比較

分類	一般名（商品名）	作用機序	特徴
尿酸排泄促進	プロベネシド（ベネシッド）	尿管からの尿酸再吸収を抑制することにより、尿中へ尿酸の排泄を促進。	作用は強力。
	ベンズブロマロン（ユリノーム）		
	ブコローム（パラミヂン）		
尿酸生合成阻害	アロプリノール（ザイロリック）フェブキソスタット（フェブリク）	キサンチンオキシダーゼを阻害し、尿酸産生を抑制。	メルカプトプリンの血中濃度を高める。
尿酸分解酵素	ラスブリカーゼ（ラスリテック）	尿酸を分解。	点滴静注癌化学療法に伴う高尿酸血症。

代表薬　ベンズブロマロン

一般名：ベンズブロマロン

商品名：ユリノーム

剤形：錠剤　25mg　50mg

用法・用量：痛風　1日1回25〜50mg　維持量1回50mg　1日1〜3回。

患者さんへの服薬指導のポイント

- 尿酸の尿細管からの再吸収を阻害して、尿酸の排泄を促進し、血清中の尿酸濃度を低下させます。
- 尿中の尿酸溶解量を増やし、結石を予防するために、水分を十分に摂取し、尿量を多くしましょう。
- 尿の酸性が強い場合は、クエン酸カリウム、クエン酸ナトリウムを併用することがあります。

- 副作用で肝障害があります。食欲不振、吐き気、体がだるい、下痢、発熱の症状が出た場合は受診してください。
- 肝障害、高度な腎障害のある方は使用できません。
- 服用開始後6カ月間は、定期的に肝機能検査を行い観察します。

副作用

- 重篤な肝障害、そう痒感、発疹、蕁麻疹、AST（GOT）・ALT（GPT）の上昇、胃部不快感、胃腸障害、下痢・軟便、胸やけ　等

相互作用

- 併用注意：ベンズブロマロンの作用減弱　抗結核薬（ピラジナミド）、サリチル酸製剤（アスピリン）
  ワルファリン　作用増強

代表薬　アロプリノール

一般名：アロプリノール
商品名：ザイロリック
剤形：錠剤　50mg　100mg
用法・用量：痛風　1日200〜300mg　1日2〜3回に食後服用。

患者さんへの服薬指導のポイント

- 尿酸の生成を抑制します。尿酸合成の最終段階のプリン代謝経路に関与するキサンチンオキシダーゼを阻害します。
- 尿酸排泄促進薬（ベンズブロマロン）の効果がない時に用いられます。
- 腎機能が悪化している患者には、腎機能に応じて用量を減らしたり、服用間隔をあけたりします。
- 服用を始めると、尿酸値の変動で一時的に痛風発作を起こすこと

があります。尿酸値が安定すれば発作は起こりにくくなります。

- 水分を十分に摂取し、尿中への尿酸溶解量を増やします。
- 発熱、発疹が現れた場合は、受診するようにします。
- 尿中の尿酸溶解量を増やし、結石を予防するために、水分を十分に摂取し、尿量を多くしましょう。

副作用

- 中毒性表皮壊死融解症、皮膚粘膜眼症候群、はく脱性皮膚炎等の重篤な皮膚障害又は過敏性血管炎、薬剤性過敏症症候群、ショック、アナフィラキシー、再生不良性貧血、汎血球減少、無顆粒球症、血小板減少、劇症肝炎等の重篤な肝機能障害、黄疸、腎不全、腎不全の増悪、間質性腎炎を含む腎障害、間質性肺炎、横紋筋融解症、無菌性髄膜炎、発疹、食欲不振、胃部不快感、軟便、下痢、全身倦怠感、脱毛　等

相互作用

- 併用薬作用増強：アザチオプリン、ワルファリン、テオフィリン、メルカプトプリン、シクロスポリン、フェニトイン　等

第 **5** 章

内分泌系に作用する薬剤

内分泌に作用する薬剤、甲状腺ホルモン製剤、抗甲状腺薬、骨粗鬆症治療薬について説明します。

特徴

- 甲状腺ホルモン製剤は、甲状腺ホルモンが不足して発症する甲状腺機能低下症や甲状腺腫瘍に使用されます。甲状腺ホルモンはエネルギー産生、発育に欠かせないホルモンです。また、代謝や循環器系の調節にも深く関与しています。

- 代表的な甲状腺ホルモン製剤は、レボチロキシンナトリウム（チラージンS)、リオチロニンナトリウム（チロナミン）などがあります。

甲状腺ホルモン製剤

一般名	商品名	1日量	回数	半減期時間	備考
レボチロキシン (T4)	チラージンS	25〜100μg 維持量 100〜400μg	1	1週間	合成T4製剤、生体各組織の酸素の消費促進し、基礎代謝亢進。
リオチロニン (T3)	チロナミン	5〜25μg 維持量 25〜75μg	―	1日	合成T3製剤、T4と比較すると即効性あるが持続しない。

甲状腺機能低下症の主な自覚症状

自己免疫により甲状腺組織の破壊が生じ、甲状腺機能低下症を起こします。主な自覚症状として、声が低くなる、皮膚乾燥、脱毛、寒が

り、疲労感、動作緩慢、嗜眠、難聴、体重増加、便秘、月経過多、体温低下、こむら返り、発汗減少　等です。

代表薬　レボチロキシンナトリウム

一般名：レボチロキシンナトリウム

商品名：チラージンS

剤形：錠剤　12.5μg　25μg　50μg　75μg　100μg
　　　散剤　0.01%

用法・用量：1日25〜100μgから開始　1日1回服用。
　　　　　　維持量は100〜400μg

患者さんへの服薬指導のポイント

● 　レボチロキシンナトリウムは、甲状腺ホルモン作用不足で起こる、甲状腺機能低下症、甲状腺腫、甲状腺摘出手術後の症状を治療します。

● 　本剤は、合成T4製剤です。

● 　甲状腺ホルモンは、基礎代謝、身体の成長や発育、循環器機能の調節に関わる重要なホルモンです。

● 　初期投与量は少量から開始し、漸増していきます。本剤を投与した場合、急激に基礎代謝が亢進し、心臓への負担が増加して、心不全や狭心症を発現しやすくなるからです。

● 　動悸や手のふるえ、脈拍増加が発現した場合は医師や薬剤師に相談してください。

● 　服用を忘れた場合は、気がついた時に1回分服用してください。血中半減期が1週間と長いため、1回分とばして、次回に1回分服用しても大丈夫です。

● 　本剤には、作用増強または減弱する併用薬が多いため、服用していることを医師や薬剤師に伝えましょう。

- 自己判断で服用を中止、または、減薬はしないでください。

副作用

- 狭心症、肝機能障害、黄疸、副腎クリーゼ、心悸亢進、頭痛、発汗、振戦、不眠、めまい、神経過敏、興奮、食欲不振、晩期循環不全、等

禁忌

- 新鮮な心筋梗塞

相互作用

- ワルファリンカリウム、交感神経刺激剤、強心配糖体製剤、血糖降下剤、コレスチラミン、コレスチミド、鉄剤、アルミニウム含有制酸剤、炭酸カルシウム、炭酸ランタン水和物、セベラマー塩酸塩、ポリスチレンスルホン酸カルシウム、ポリスチレンスルホン酸ナトリウム、フェニトイン製剤、カルバマゼピン、フェノバルビタール、アミオダロン、経口エストロゲン製剤　等

5-2 抗甲状腺薬

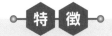

特 徴

　抗甲状腺薬は甲状腺におけるホルモンの合成を抑制して血液中のサイロキシン（T4）の濃度を低下させ、甲状腺機能亢進症の治療に用いられます。甲状腺ホルモンはエネルギー産生、発育に欠かせないホルモンです。また、代謝や循環器系の調節にも深く関与しています。

　代表的な抗甲状腺薬はプロピルチオウラシル（プロパジール)、チアマゾール（メルカゾール）などがあります。

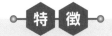
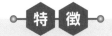

抗甲状腺薬

一般名	商品名	1日量	半減期時間	備考
プロピルチオウラシル	プロパジール	・初期300mg（3〜4分服） ・重症400〜600mg ・維持量50〜100mg（1〜2分服） ・妊婦150〜300mg（3〜4分服）、 　2週間ごとに検査	1.4	甲状腺ホルモンの合成を抑制し血中T4濃度を低下、大量では末梢でのT4からT3への変換を抑制する。
チアマゾール	メルカゾール	・初期30mg（3〜4分服） ・重症40〜60mg ・維持量5〜10mg（1〜2分服） ・妊婦15〜30mg（3〜4分服)、 　2週間ごとに検査	4〜6	甲状腺ホルモンの合成を抑制し血中T4濃度を低下、甲状腺内濃度が維持されるため1日1回投与で有効である。

甲状腺機能亢進症（バセドウ病）の主な症状

　バセドウ病では、甲状腺を異常に刺激する抗体が産生され、甲状腺を刺激するため、甲状腺が腫大し甲状腺ホルモンの産生が高まり甲状腺機能亢進症になります。主な症状としては、頻脈、甲状腺腫、眼球突出、動悸、暑がり、発汗、神経質、体重減少、手指振戦、排便過多、不眠　等です。

代表薬　チアマゾール

一般名：チアマゾール
商品名：メルカゾール
剤形：錠剤　5 mg
　　　注射　10mg　1 mL
用法・用量：内服　初期 1 日30mg　1 日 3 ～ 4 回服用
　　　　　　重症　1 日40～60mg
　　　　　　妊婦　1 日15～30mg　1 日 3 ～ 4 回服用
　　　　　　（2 週間ごとに検査）
　　　　　　維持量　1 日 5 ～10mg　1 日 1 ～ 2 回服用

患者さんへの服薬指導のポイント

● 　抗甲状腺薬は、甲状腺ホルモンの産生を抑制して、バセドウ病などの甲状腺機能亢進症を改善します。

● 　チアマゾールは、サイログロブリン（Tg）のチロシン残基ナトリウムを阻害して甲状腺ホルモンの産生を抑えます。

● 　服用してから効果が発現するまで 2 ～ 4 週間かかります。甲状腺内には甲状腺ホルモンが蓄積されているため、放出するのに時間がかかるためです。

● 　服用方法は最初に大量投与し、症状の改善を確認しながら徐々に減らして維持量を継続します。

- 服用を忘れた場合は、気がついた時に1回分服用してください。血中半減期が1週間と長いため、1回分とばして、次回に1回分服用しても大丈夫です。
- 本剤には、作用増強または減弱する併用薬が多いため、服用していることを医師や薬剤師に伝えましょう。
- 自己判断で服用を中止、または、減薬はしないでください。
- 服用中は妊娠を避けるようにしましょう。胎児への影響が報告されているためです。
- 突然の発熱、寒気、咽頭痛、倦怠感等の症状が出た場合は、すぐに医師に相談してください。
- 重大な副作用は服用開始後、2カ月以内に発現する傾向がありますので、原則2週間ごとに定期的に血液検査を受けましょう。

副作用

- 汎血球減少、再生不良性貧血、無顆粒球症、白血球減少、低プロトロンビン血症、第VII因子欠乏症、血小板減少、血小板減少性紫斑病、肝機能障害、黄疸、多発性関節炎、SLE様症状、インスリン自己免疫症候群、間質性肺炎、抗好中球細胞質抗体（ANCA）関連血管炎症候群、横紋筋融解症、AST（GOT）上昇、ALT（GPT）上昇、脱毛、色素沈着、そう痒感、紅斑、悪心・嘔吐、下痢、食欲不振、頭痛、めまい、末梢神経異常、発疹、蕁麻疹、発熱、こむらがえり、筋肉痛、関節痛、好酸球増多、CK（CPK）上昇、倦怠感、リンパ節腫脹、唾液腺肥大、浮腫、味覚異常　等

相互作用

事象	薬剤
併用薬　作用増強	ワルファリンナトリウム
血中濃度の変動	ジギタリス製剤

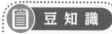 豆 知 識

❖ **抗甲状腺薬の服用方法について**

　甲状腺内には甲状腺ホルモンを蓄積しているために、抗甲状腺薬がホルモン合成を抑制しても、蓄積していたホルモンの分泌は継続します。したがって、甲状腺内のホルモンが減少し、抗甲状腺薬の効果が出るまでには、2〜4週間かかるのです。

　服用を開始して、FT3、FT4の血中濃度が正常値内になると、徐々に投与量を減らしていきますが、投与を中止するまでには数年間かかり、中止後の再発リスクもあります。

　自己判断での中止や減量することは非常に危険ですので、必ず医師の指示に従ってください。

5 - 3 骨粗鬆症治療薬

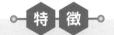

　骨粗鬆症の治療薬は、骨吸収抑制薬と骨形成促進薬に分類されます。骨は、骨形成と骨吸収のバランスを保って形成されています。閉経後や老年時期になると骨吸収が骨形成を上回って、骨量が低下し骨折のリスクが高くなります。

　代表的な骨粗鬆症の治療薬は、ビスホスホネート製剤、活性型ビタミンD₃製剤、選択的エストロゲン受容体調整薬（SERM：Selective Estrogen Recepter、以下SERM）などがあります。

ビスホスホネート製剤　代表薬　リセドロン酸ナトリウム水和物

一般名：リセドロン酸ナトリウム水和物

商品名：ベネット

剤形：錠剤　2.5mg　17.5mg　75mg

用法・用量：内服　2.5mg　1日1回　起床時　服用

　　　　　　　17.5mg　1週間1回　曜日を決めて起床時服用。

　　　　　　　75mg　月1回　起床時服用。

服用時の注意：水　約180mLとともに服用。

　　　　　　　服用後30分間臥床、飲食はしない。

患者さんへの服薬指導のポイント

● 　リセドロン酸ナトリウム水和物は、骨吸収を抑制することで骨量

を増加させます。

● 服用時、薬を噛みくだいたり、口の中で溶かしたりしないでください。

● 起床時にコップ1杯程度（180mL）の水で服用し、服用後30分間は上体を起こしたままにします。これは、薬剤が食道で引っかかると炎症を起こすことがあるからです。

副作用

● 上部消化管障害、肝機能障害、黄疸、顎骨壊死・顎骨骨髄炎、外耳道骨壊死、大腿骨転子下及び近位大腿骨骨幹部の非定型骨折、下痢、胃不快感、胃炎、上腹部痛、頭痛、筋・骨格痛、発熱　等

禁忌

● 食道狭窄又はアカラシア（食道弛緩不能症）等の食道通過を遅延させる障害のある患者、本剤の成分あるいは他のビスホスホネート系薬剤に対し過敏症の既往歴のある患者、低カルシウム血症の患者、服用時に立位あるいは坐位を30分以上保てない患者、妊婦又は妊娠している可能性のある女性、高度な腎機能障害のある患者には使用できません。

活性型ビタミンD₃製剤　代表薬　アルファカルシドール

一般名：アルファカルシドール

商品名：ワンアルファ

剤形：錠剤　0.25μg　0.50μg　1μg
　　　内用液　0.50μg /mL

用法・用量：慢性腎不全、骨粗鬆症　1日1回0.5〜1μg。
　　　　　　副甲状腺機能低下症　1日1回1〜4μg。

患者さんへの服薬指導のポイント

● アルファカルシドールは、腸管のカルシウム吸収を促進し、血清中のカルシウム濃度を上昇させます。

● 骨芽細胞に作用し、骨形成に関与します。

● 骨折を予防する効果があります。

● 筋肉量を改善し、転倒を減らします。

● 骨粗鬆症、くる病、骨軟化症の治療に用います。

● ビタミンD不足から発症する低カルシウム血症の治療に用います。

● 高カルシウム血症が現れることがあります。初期症状は、便秘、吐き気、嘔吐、腹痛などです。

● 定期的に血液中のカルシウム濃度を測定しましょう。高カルシウム血症が続くと、腎機能の低下や腎結石が出来たりします。

副作用

● 急性腎不全、肝機能障害、黄疸、食欲不振、悪心・嘔気、下痢、便秘、胃痛、嘔吐、腹部膨満感、胃部不快感、消化不良、口内異和感、口渇、頭痛・頭重、不眠・イライラ感、脱力・倦怠感、めまい、しびれ感、眠気、記憶力・記銘力の減退、耳鳴り、老人性難聴、背部痛、肩こり、下肢のつっぱり感、胸痛、軽度の血圧上昇、動悸、AST（GOT）・ALT（GPT）の上昇、LDH・γ-GTPの上昇、BUN・クレアチニンの上昇、腎結石、そう痒感、発疹、熱感、結膜充血、関節周囲の石灰化、嗄声、浮腫　等

相互作用

● マグネシウムを含有する製剤、ジギタリス製剤、カルシウム製剤、ビタミンD、PTH製剤　等

選択的エストロゲン受容体調整薬（SERM）代表薬　塩酸ラロキシフェン

一般名：塩酸ラロキシフェン
商品名：エビスタ
剤形：錠剤　60mg
用法・用量：1日1回60mg
　　　　　　閉経後骨粗鬆症

患者さんへの服薬指導のポイント

● 　塩酸ラロキシフェンは閉経後骨粗鬆症の治療に用いられます。

● 　閉経後の女性ホルモン低下の影響で、乱れた骨代謝バランスを改善します。

● 　閉経前の女性には投与しません。骨代謝作用が期待できないからです。

● 　長時間寝たきり又はそれに近い状況の場合は使用できません。

副作用

● 　静脈血栓塞栓症、肝機能障害、Plt・Hb・Ht減少、血中カルシウム減少、腹部膨満、嘔気、γ-GTP上昇、皮膚炎、そう痒感、膣分泌物、乳房緊満、下肢痙攣、体重増加、感覚減退、ほてり、多汗、表在性血栓性静脈炎、末梢性浮腫　等

相互作用

● 　陰イオン交換樹脂、クマリン系抗凝血剤、アンピシリン　等

禁忌

● 　深部静脈血栓症、肺塞栓症、網膜静脈血栓症等の静脈血栓塞栓症のある患者又はその既往歴のある患者、長期不動状態（術後回復

期、長期安静期等）にある患者、抗リン脂質抗体症候群の患者、妊婦又は妊娠している可能性のある女性及び授乳婦には使用できません。

豆知識

❖ 骨粗鬆症の予防と治療目標について

骨折の防止です。そのために重要なことが3つあります。

①成長期では、骨量を増加させて高い骨量頂値を得る。

②女性では、閉経後の骨量をスクリーニングし、骨量の減少を予防。

③高齢者においては、骨量の維持と転倒の防止。

骨粗鬆症治療薬

甲状腺機能検査値と疾患

2019年5月にバセドウ病治療ガイドライン2019が発刊されました。改めて日常で耳にする甲状腺ホルモン検査値と疾患についておさえておきたい代表的な例を紹介いたします。

血液中の甲状腺ホルモンはほとんどがTBP（甲状腺ホルモン結合タンパク）と結合しますが、生理活性があるのはTBPと結合していないFT_3、FT_4になります。したがって臨床では疾患を調べるために甲状腺ホルモンFT_3、FT_4 等の測定が行われます。

◆検査値がTSH上昇、FT_3上昇、FT_4上昇を示している場合は、TSHの分泌が亢進し、甲状腺ホルモン合成分泌亢進している状態で、TSH産生下垂体腫瘍、甲状腺ホルモン不応症　等が疾患として考えられます。

◆検査値がTSH低下、FT_3低下、FT_4低下を示している場合は、TSHの分泌が低下し、甲状腺ホルモン合成分泌低下している状態で、中枢性甲状腺機能低下症　等が疾患として考えられます。

◆検査値がTSH低下、FT_3上昇、FT_4上昇を示している場合は、甲状腺ホルモン分泌亢進し、FT_3上昇　FT_4上昇し、ネガティブフィードバックがおこり、TSH分泌低下している状態で、バセドウ病、機能性結節、破壊性甲状腺炎　等が疾患として考えられます。

◆検査値がTSH上昇、FT_3低下、FT_4低下を示している場合は、甲状腺ホルモン分泌低下し、FT_3低下　FT_4低下し、TSH分泌上昇している状態で、慢性甲状腺炎、橋本病　等が疾患として考えられます。

◆検査値がTSH変化なし、FT_3上昇、FT_4上昇を示している場合は、下垂体での甲状腺ホルモン作用の障害により、ネガティブフィードバック欠如した状態で、甲状腺ホルモン受容体異常　等により甲状腺ホルモン作用が障害された病態と考えられます。

第 6 章

血液に作用する薬剤

血液に作用する薬剤、造血薬、止血薬、抗凝固薬、抗血小板薬について説明します。

6-1 造血薬（鉄剤）

◆━ 特 徴 ━◆

- 　造血薬は、貧血や白血球減少症などに用いられますが、原因や病態によって、薬剤を使い分けることが必要です。一般に用いられる薬剤は、鉄剤、ビタミンB_6、ビタミンB_{12}、葉酸などです。鉄欠乏性貧血によく用いられるのは経口鉄剤です。

- 　日本で販売されている経口鉄剤は、フマル酸第一鉄（フェルム）、クエン酸第一鉄ナトリウム（フェロミア）などがあります。

経口鉄剤

一般名	商品名	1日量 (mg)	回数	備考
フマル酸第一鉄	フェルム	100	1	徐放性製剤のため胃腸障害軽減。
クエン酸第一鉄ナトリウム	フェロミア	100〜200	1〜2	可溶性非イオン型製剤、胃内pHの影響受けず血清鉄上昇、胃腸障害少ない。

代表薬　クエン酸第一鉄ナトリウム

一般名：クエン酸第一鉄ナトリウム

商品名：フェロミア

剤形：錠剤　鉄として50mg

　　　顆粒　鉄として100mg /1.2g

用法・用量：1日100〜200mg　1日1〜2回に分けて服用。

患者さんへの服薬指導のポイント

- 不足した鉄を補うことで貧血症状を改善します。

- 鉄は体内で酸素を運ぶヘモグロビンに利用されています。鉄が欠乏すると酸素が体内に不足し、めまいやふらつきなどの貧血症状を起こします。

- 服用すると黒い便が出ることがあります。体内に吸収されなかった鉄が便と一緒に排泄されたので心配ありません。

- お茶やコーヒー、紅茶を摂取しても影響はありません。以前はお茶やコーヒー、紅茶に含まれるタンニンが鉄剤と結びつき、鉄剤の吸収が悪くなるとされていました。しかし、実際はタンニンと結びつく鉄は微量であることがわかったからです。

- 食直後服用すると胃腸障害を軽減できます。

- 自己判断で服用を中止、または、減薬はしないでください。貧血の症状が改善しても、体に十分な鉄量が貯蔵されるまでは服用を継続します。通常3〜6カ月服用し、貯蔵鉄量を正常にすることが必要なのです。

副作用

- 悪心、嘔吐、食欲不振、胃痛、腹痛、上腹部不快感、過敏症、AST上昇、ALT上昇　等

禁忌

- 鉄欠乏状態ではない方

相互作用

- 吸収阻害：テトラサイクリン系、ニューキノロン系、甲状腺ホル

モン剤、セフジニル　等

　併用する場合は、時間をあけて服用します。特にセフジニルは3時間以上間隔をあけて服用します。

豆知識

❖ 消化器症状（胃痛、腹痛、食欲不振）が出る原因

　鉄剤から遊離した鉄イオンが胃腸の粘膜を刺激することで起こるといわれています。クエン酸第一鉄ナトリウム（フェロミア）は、鉄イオンを遊離しないため、消化器症状が比較的少ない薬剤になります。

❖ 主要な貧血の種類・治療法

貧血の種類	原因	症状	治療法
鉄欠乏性貧血、慢性出血、妊娠	鉄の欠乏	スプーン爪、嚥下困難、口角炎、舌炎　等	鉄剤
巨赤芽球性貧血	ビタミンB_{12}欠乏、葉酸の欠乏	舌の疼痛、食欲不振、胃部不快感、四肢しびれ	ビタミンB_{12}、葉酸
悪性貧血	ビタミンB_{12}欠乏	白血球・血小板減少、食欲不振、胃部不快感、四肢しびれ、知覚異常、舌炎、筋力低下、白髪等	ビタミンB_{12}
溶血性貧血	赤血球抱懐の亢進、薬剤[1]	黄疸、脾腫、血清間接ビリルビン上昇　等	ステロイド、免疫抑制剤、葉酸

再生不良性貧血	造血幹細胞の障害、薬剤[※2]	汎血球減少、出血傾向、易感染状態等	免疫抑制療法（シクロスポリン、抗胸腺細胞グロブリン）蛋白同化ステロイド、サイトカイン
腎性貧血			エリスロポエチン

※1　ペニシリン、セフェム系、メチルドパ、イブプロフェン、リファンピシン　等
※2　ペニシリン、クロラムフェニコール、チアマゾール、アスピリン、フェニトイン、シメチジン　等

6 - 2 止血薬

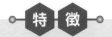

特徴

- 止血薬は、出血が止まりにくい患者に対して使用します。血液中では血液を溶かそうとする物質と血液を凝固させようとする物質がバランスを保っています。

- 出血の原因には、

  ① 血管壁の異常により血管の抵抗性が弱くなり、透過性が亢進された場合

  ② 血小板減少や機能低下

  ③ 凝固系障害

  ④ 線溶系亢進

等があげられます。このような原因に基づいた止血薬を選択します。

代表的な止血剤では、カルバゾクロム（アドナ）、トラネキサム酸（トランサミン）、ビタミンK（ケイツー）などがあります。

止血剤

分類	一般名	商品名	1日量 (mg)	回数	半減期 時間 (hr)	特記事項
血管強化剤	カルバゾクロム	アドナ	30～90 (内服)	3	1.5	各種紫斑病、各種出血、血管強化
凝固促進剤	ビタミンK	ケイツー	20～40 (内服)	1～2	18	ビタミンK欠乏

抗線溶薬	トラネキサム酸	トランサミン	750〜2,000（内服）	3〜4	3.1	手術時出血、腎出血等の線溶系亢進による出血に有効。血栓形成に注意。

代表薬　血管強化薬　カルバゾクロムスルホン酸ナトリウム水和物

一般名：カルバゾクロムスルホン酸ナトリウム水和物

商品名：アドナ

剤形：錠剤　10mg　30mg

　　　散　　10%

　　　注射　皮下・筋注　10mg　2mL

　　　　　　静脈用　25mg　5mL、50mg　10mL、100mg　20mL

用法・用量：①内服　1日30〜90mg　1日3回服用。

　　　　　　②皮下・筋注1回10mg注射。

　　　　　　③静脈・点滴用　1日25〜100mg

患者さんへの服薬指導のポイント

● 　カルバゾクロムスルホン酸ナトリウム水和物は、血管を強化・補強して出血を抑えます。

● 　尿が黄色〜橙色に着色される場合があります。カルバゾクロムスルホン酸ナトリウム水和物の代謝物の色ですから心配はありません。

● 　尿検査を受ける時は、本剤を服用していることを伝えましょう。尿ウロビリノーゲン試験が陽性になることがあります。

● 　服用を忘れた場合は、思い出した時に服用しましょう。もし、次回の服用が近い時は次の時間に1回分服用しましょう。

● 　自己判断で服用を中止、または、減薬はしないでください。

副作用

● 食欲不振、胃部不快感、悪心・嘔吐、発疹、そう痒　等

禁忌

● 特にありません。

相互作用

● 特にありません。

代表薬　凝固促進薬　トラネキサム酸

一般名：トラネキサム酸
商品名：トランサミン
剤形：錠剤　250㎎　500㎎
　　　カプセル　250㎎
　　　散　　50%
　　　シロップ　50㎎/mL
　　　注射　5%　10%
用法・用量：①内服　1日750〜2,000㎎　1日3〜4回服用。
　　　　　　②注射　1日250〜500㎎　1日1〜2回筋注・静注。

患者さんへの服薬指導のポイント

● トラネキサム酸は、抗プラスミン作用で出血を抑えます。
　出血部位には血小板が粘着し凝集し血小板血栓が形成されます。
そこに蛋白質のフィブリンが血栓全体を覆って血液が固まるのです。フィブリンは、プラスミンにより分解されますので、トラネキサム酸はプラスミンの働きを抑制します。

● 心筋梗塞、脳出血、静脈血栓症の方には、トラネキサム酸は慎重に使用します。トラネキサム酸は血液が固まりやすくなり、抗血栓

薬を服用している場合は影響を受けるからです。

- 本剤を用いても、出血が止まらない場合は受診しましょう。
- 皮膚のかゆみ、発疹が出た場合は、医師や薬剤師に相談しましょう。
- 服用を忘れた場合は、思い出した時に服用しましょう。もし、次回の服用が近い時は次の時間に1回分服用しましょう。
- 自己判断で服用を中止、または、減薬はしないでください。

副作用

- 痙攣、食欲不振、悪心・嘔吐、下痢、胸やけ、そう痒感、発疹、眠気　等

止血薬

禁忌

- トロンビン投与中　等

相互作用

- 血栓・塞栓症の可能性：ヘモコアグラーゼ、バトロキソビン、エプタコグアルファ　等

📋 **豆 知 識**

❖ **トラネキサム酸の効果**

トラネキサム酸は止血剤としての作用の他にも2つの効果があります。

① 抗炎症・アレルギー作用
　　咽頭炎、口内炎、蕁麻疹　等

② 色素沈着抑制作用
　　治療が困難なシミの「肝斑」に使用されることがあります。トラネキサム酸を配合したOTC薬が販売されています。

❖ その他　止血薬・療法

薬剤又は療法	具体例　等	備考
トロンビン製剤	上部消化管出血に局所に散布、又は経口投与する。	
セルロース製剤 アルギン酸ナトリウム	手術創に使用する。	
ゼラチン製剤	創傷面に使用する。	
食道静脈瘤硬化療法	食道静脈の局所に注入し、静脈瘤を硬化退縮させる。	ショックに注意。
ステロイド	出血原因の原疾患に効果あり。血管抵抗性増強、透過性亢進抑制、血小板産生刺激等の非特異的な止血作用あり。	多くの例で効果が認められる。

140

6 - 3 抗凝固薬

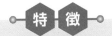

特徴

- 抗凝固薬は、形成された血栓の進展防止、血栓症の予防又は再発防止のために用います。血液を凝固させる物質（血液凝固因子）の働きを抑制します。
- 代表的な抗凝固薬は、ワルファリンカリウム（ワーファリン）、ダビガトラン（プラザキサ）、注射薬にはヘパリン（ヘパリン）、抗トロンビン薬（ノバスタンHI）などがあります。

経口抗凝固薬

一般名	商品名	1日量 (mg)	回数	半減期時間 (hr)	作用点
ワルファリンカリウム	ワーファリン	1〜5	1	55〜133	プロトロンビンⅦ、Ⅳ、Ⅴ因子の蛋白合成阻害
ダビガトラン	プラザキサ	300 必要に応じて 220に減量	2	11	トロンビン活性阻害

代表薬　ワルファリンカリウム

一般名：ワルファリンカリウム
商品名：ワーファリン
剤形：錠剤　0.5mg　1mg　5mg
　　　顆粒　0.2%

用法・用量：1日1～5㎎　1日1回服用
　　　　　　定期的な血液凝固能検査を行い、維持量を調節する。

患者さんへの服薬指導のポイント

● 　ワルファリンカリウムは、血液が固まりやすくなっているのを防ぐ薬です。

● 　ワルファリンカリウムはクマリン誘導体です。

● 　血液凝固因子の中の第Ⅱ（プロトロンビン）、Ⅶ、Ⅳ、Ⅴ因子は肝臓でビタミンKの作用で作られます。ワルファリンカリウムはビタミンKの働きを阻害することで血液が固まりにくくなります。

● 　服用を始めて効果が出るまで3～4日間かかります。本剤が、間接的に血液凝固因子の産生を抑制しているからです。

● 　手術や抜歯などを行うときは本剤を中止または中断することが必要かもしれませんので、必ず医師や歯科医師に相談し、指示を仰ぎましょう。

● 　妊産婦や妊娠している可能性のある方には使用できません。

● 　鼻血や歯ぐきや傷の出血が止まりにくい場合は、医師に相談しましょう。効果が強く出すぎている可能性があります。

● 　本剤には、作用増強または減弱する併用薬が多いため、服用していることを医師や薬剤師に伝えましょう。

● 　ビタミンKを含んでいる食品を摂取しないように説明します。
　　例）納豆、青汁、クロレラ　等

● 　服用を忘れた場合は、思い出した時に服用しましょう。もし、次回の服用が近い時は次の時間に1回分服用しましょう。

● 　自己判断で服用を中止、または、減薬はしないでください。

副作用

● 出血、皮膚壊死、カルシフィラキシス、肝機能障害、黄疸、発疹、そう痒症、紅斑、蕁麻疹、皮膚炎、発熱、悪心・嘔吐、下痢、脱毛、抗甲状腺作用 等

禁忌

● 出血している患者、出血する可能性のある患者、重篤な腎障害のある患者、重篤な肝障害のある患者、中枢神経系の手術又は外傷後日の浅い患者、本剤の成分に対し過敏症の既往歴のある患者、妊婦又は妊娠している可能性のある女性、骨粗鬆症治療用ビタミンK_2（メナテトレノン）製剤を投与中の患者、イグラチモドを投与中の患者、ミコナゾール（ゲル剤・注射剤・錠剤）を投与中の患者には使用できません。

相互作用

● ワルファリンの作用に影響する代表的な薬剤

薬効分類	増強
睡眠鎮静剤	抱水クロラール、トリクロホス
抗てんかん薬	バルプロ酸ナトリウム
精神神経用剤	メチルフェニデート、三環系抗うつ剤、パロキセチン、フルボキサミン、MAO阻害薬
抗不整脈薬	アミオダロン、キニジン、プロパフェノン
脂質異常症治療薬	フィブラート系、シンバスタチン、デキストラン、フルバスタチン、ロバスタチン
消化性潰瘍治療薬	オメプラゾール、シメチジン
鎮痛解熱消炎薬	NASIDs
ホルモン製剤	抗甲状腺薬、甲状腺製剤、ダナゾール、蛋白同化ステロイド、副腎皮質ホルモン
痔治療薬	トリベノシド

6

抗凝固薬

抗血栓薬	血液凝固阻止薬、血小板凝集抑制薬、血栓溶解薬、プロテインC
痛風治療薬	アロプリノール、プロベネシド、ベンズブロマロン
酵素製剤	プロナーゼ、ブロメライン
糖尿病治療薬	SU剤
抗リウマチ剤	レフルノミド、オーラノフィン
抗悪性腫瘍薬	タモキシフェン、トレミフェン、フルオロウラシル系、フルタミド、ゲフィチニブ、イマチニブ、エルロチニブ
抗アレルギー薬	トラニラスト、オザグレル
抗生剤	アミノグリコシド系、クロラムフェニコール系、セフェム系、テトラサイクリン系、ペニシリン系、マクロライド系
抗結核薬	アミノサリチル酸系、イソニアジド
化学療法剤	キノロン系、サルファ剤
抗真菌薬	アゾール系
抗原虫薬	キニーネ、メトロニダゾール
その他薬品	イプリフラボン、インターフェロン、ジスルフィラム

薬効分類	減弱
睡眠鎮静剤	バルビツール酸誘導体
抗てんかん薬	カルバマゼピン、プリミドン
精神神経用剤	トラゾドン
脂質異常症治療薬	コレスチラミン
制吐薬	アプレピタント
抗結核薬	リファンピシン
抗真菌薬	グリセオフルビン
ハーブ、飲食物	セントジョーンズ・ワート、ビタミンK含有（納豆、クロレラ、青汁）

薬効分類	増強または減弱
抗てんかん薬	フェニトイン
抗悪性腫瘍薬	アザチオプリン、メルカプトプリン
ハーブ、飲食物　等	アルコール

6 - 4 抗血小板薬

◆ 特 徴 ◆

● 抗凝固薬は、血小板凝集能を抑制して血栓の形成を防止します。脳梗塞や心筋梗塞などの治療や予防に使われています。

● 代表的な抗凝固薬は、アスピリン（バイアスピリン、バファリンA81）、チクロピジン（パナルジン）、硫酸クロピドグレル（プラビックス）、シロスタゾール（プレタール）、ベラプロストナトリウム（ドルナー） などがあります。

抗血小板薬

一般名	商品名	1日量 (mg)	回数	半減期 時間(hr)	特徴
アスピリン	バイアスピリン	100 最大300	1	0.4	COX-1阻害によりYXA2合成阻害、血小板凝集抑制作用。
チクロピジン	パナルジン	200〜300 最大600	2〜3	1.6	血小板内cAMP産生を高め血小板凝集能、放出能を抑制。
クロピドグレル	プラビックス	50〜75	1	6.9	チクロピジンと同等の効果あり。安全性にて副作用の頻度が低い。

シロスタゾール	プレタール	200	2	10	抗血小板凝集作用のほかに、血流量増加、内皮機能改善・保護作用、血管平滑筋細胞増殖抑制作用を持つ。
ベラプロスト	ドルナー	120（μg）	3	1.1	PGI2誘導体、強力な抗血小板作用。

代表薬　アスピリン

一般名：アスピリン

商品名：バイアスピリン

剤形：錠剤（腸溶錠）　100mg

用法・用量：狭心症　1日100mg　1日1回服用　最大300mg。

　　　　　　川崎病　急性期　1日30〜50mg/kg　1日3回に分服。

　　　　　　解熱後の回復期〜慢性期　1日3〜5mg/kg　1日1回服用。

患者さんへの服薬指導のポイント

● 　アスピリンは血栓が出来にくくする薬です。血小板のシクロオキシゲナーゼ（COX）を阻害し、血小板凝集を促進するトロンボキサンA2（TXA2）の産生・遊離を抑制することで血液が固まりにくくします。

● 　使用中は、血液が固まりにくくなるため、あざが出来やすくなります。

● 　抗血小板作用は不可逆的で、血小板寿命の7〜10日間効果が継続

します。

- ケガや出血に注意しましょう。鼻血や歯ぐきや傷の出血が止まりにくい場合は、医師に相談しましょう。効果が強く出すぎている可能性があります。

- 手術や抜歯などを行うときは本剤を中止または中断することが必要かもしれませんので、必ず医師や歯科医師に相談し指示を仰ぎましょう。

- 本剤には、作用増強または減弱する併用薬が多いため、服用していることを医師や薬剤師に伝えましょう。

- 発疹、激しい下痢、喘息のような症状が出た場合は、直ちに受診しましょう。

- 出来るだけ食直後に服用しましょう。これは、胃腸障害を起こさないようにするためです。

- 服用を忘れた場合は、思い出した時に服用しましょう。もし、次回の服用が近い時は次の時間に1回分服用しましょう。

- 自己判断で服用を中止、または、減薬はしないでください。

副作用

- ショック、アナフィラキシー、出血、脳出血等の頭蓋内出血、肺出血、消化管出血、鼻出血、眼底出血等、中毒性表皮壊死融解症、皮膚粘膜眼症候群、はく脱性皮膚炎、再生不良性貧血、血小板減少、白血球減少、喘息発作、肝機能障害、黄疸、消化性潰瘍、小腸・大腸潰瘍、胃腸障害、嘔吐、腹痛、胸やけ、便秘、下痢、食道炎、口唇腫脹、吐血、吐き気、蕁麻疹、そう痒、皮疹、膨疹、発汗、めまい、興奮、血圧低下、血管炎、気管支炎、角膜炎、結膜炎、過呼吸、代謝性アシドーシス　等

禁忌

- 消化性潰瘍のある患者、出血傾向のある患者、アスピリン喘息

148

（非ステロイド性消炎鎮痛剤等による喘息発作の誘発）又はその既往歴のある患者、出産予定日12週以内の妊婦、低出生体重児、新生児又は乳児　には使用できません。

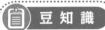

❖ 抗血小板薬や抗凝固薬の休薬の判断について

　手術前に中止するべき抗凝固薬や抗血小板薬は多数ありますので、手術前には確認しましょう。休薬期間の目安を以下に示します。個人差や手術の種類や出血の程度によって異なりますので、実際には患者の病態を考慮して決定されます。

休薬期間目安

一般名	商品名	休薬目安
ワルファリン	ワーファリン	5日前
エドキサバン	リクシアナ	1日前
リバーロキサバン	イグザレルト	1日前
アピキサバン	エリキュース	1〜2日前
チクロピジン	パナルジン	10〜14日前
クロピドグレル	プラビックス	14日前
シロスタゾール	プレタール	3日前
イコサペント酸	エパデール	7〜10日前
ベラプロスト	ドルナー	1〜2日前
アスピリン	バイアスピリン	7〜10日前

コラム③ Column 服薬中のフォローアップのポイント

2019年12月に薬剤師法第25条の2第2項に「薬剤師は、前項に定める場合のほか、調剤した薬剤の適正な使用のため必要があると認める場合には、患者の当該薬剤の使用の状況を継続的かつ的確に把握するとともに、患者又は現にその看護に当たっている者に対し、必要な情報を提供し、及び必要な薬学的知見に基づく指導を行わなければならない」と規定されました。薬剤使用期間中の患者フォローアップとは、患者の来局時だけでなく、薬剤の使用期間中に適切な使用状況、OTCを含めた併用薬、患者の状態や生活環境等を把握し、薬学的知見に基づく分析や評価から必要な対応を実施することで、薬剤の使用期間を通じて安心安全な最適な薬物療法を提供する薬剤師の行動を示します。患者フォローアップをどの様な場合、どの様に実施するかは、薬剤師の専門性に委ねられ、責任の重さが伺えます。薬剤使用期間中の患者フォローアップを考える上では、『①初回来局時』、『②薬剤交付から次回来局まで』、『③次回来局時』になり、以降②と③の繰返しをサイクルとし、継続的な薬学管理で得られた情報から、分析評価し今後の薬物療法や薬学的管理指導に適切に反映することを意識しましょう。また、フォローアップは薬剤師が薬学的知見に基づいて判断するものであり、必ずしも患者等の同意が前提ではありませんが、薬剤師は患者等に事前に意義や内容を丁寧に説明し、理解を得るよう努めることが重要です。フォローアップは、使用中の薬剤や併用薬の確認だけでなく、疾患、生活環境等、状況の変化を及ぼすと思われる点について分析評価した上で総合的に判断しますので、患者ごとに個別に判断し、機械的に判断することではありません。

フォローアップする患者例としては『薬剤が適切に使用されていることを継続して確認する必要がある』『身体状態から副作用の発現等に継続的に注意する必要がある』『生活習慣や生活像を定期的に確認する必要がある』などと考えられます。

第 7 章

循環器系に作用する薬剤

　心臓、血管の病気を改善する薬剤について取り扱います。

　利尿薬、β遮断薬、α遮断薬、ACE I 、ARB、Ca拮抗薬、硝酸薬、ジギタリス製剤について説明します。

7-1 利尿薬

●特　徴●

● 利尿薬は、腎尿細管でのNa、水の再吸収を抑制して、循環血液量を減少させることで血圧を下げます。血圧降下作用が比較的良好にもかかわらず安価です。サイアザイド系、ループ、カリウム保持性に分類することが出来ます。

● 日本で販売されているのは、トリクロルメチアジド（フルイトラン）、フロセミド（ラシックス）、スピロノラクトン（アクダクトンA）、エプレレノン（セララ）などがあります。

利尿薬

分類	一般名	商品名	適応症		1日量 (mg)	回数
			高血圧	浮腫		
サイアザイド系利尿薬	トリクロルメチアジド	フルイトラン	○	○	2～8	1～2
ループ利尿薬	フロセミド	ラシックス	○	○	40～80	1
カリウム保持性利尿薬	スピロノラクトン	アルダクトンA	○	○	50～100	1又は分割
選択的アルドステロン阻害薬	エプレレノン	セララ	○	―	50～100	1

代表薬　ループ利尿薬　フロセミド

一般名：フロセミド
商品名：ラシックス

剤形：錠剤　10mg　20mg　40mg
　　　　注射　20mg　2mL、100mg　10mL
用法・用量：①内服　1日1回40〜80mg　連日または隔日服用。
　　　　　　②20mg注射　1日1回20mg筋注、静注。
　　　　　　③100mg注射　20〜40mg静注。

患者さんへの服薬指導のポイント

● 　フロセミドは腎尿細管の近位、遠位尿細管、ヘンレ係蹄における、Na^+とCl^-の再吸収を抑えることで利尿作用を示します。

● 　利尿作用は1時間で発現しますが、血圧降下作用は徐々に現れます。

● 　むくみや浮腫に効果があり、用量に依存します。

● 　昼間に服用するようにします。夜間に服用すると、トイレに起きる頻度が高くなり十分な睡眠が取れません。

● 　服用を忘れた場合は、思い出した時に服用しましょう。もし、次回の服用が近い時は次の時間に1回分服用しましょう。

● 　自己判断で服用を中止、または、減薬はしないでください。血圧が急に上昇することがあります。

● 　めまいや立ちくらみ、ふらつきの症状が起こることがあるので、車の運転、危険な作業、高所での作業には十分注意してください。

副作用

● 　ショック、アナフィラキシー様症状、再生不良性貧血、汎血球減少症、無顆粒球症、難聴、中毒性表皮壊死症、皮膚粘膜眼症候群、多形紅斑、心室性不整脈、間質性腎炎、貧血、低カリウム血症、低ナトリウム血症、低カルシウム血症、光線過敏症、発疹、食欲不振、膵炎　等

7

利尿薬

禁忌

● 無尿の患者、肝性昏睡の患者、体液中のナトリウム、カリウムが明らかに減少している患者、スルフォンアミド誘導体に対し過敏症の既往歴のある患者、デスモプレシン酢酸塩水和物（男性における夜間多尿による夜間頻尿）を投与中の患者には投与できません。

相互作用

● 昇圧アミン、ツボクラリン及びその類似作用物質、降圧剤、ACE阻害薬、アンジオテンシンII受容体拮抗薬、アミノグリコシド系抗生物質、シスプラチン、セファロスポリン系抗生物質、ジギタリス剤、糖質副腎皮質ホルモン剤、ACTH、グリチルリチン製剤、甘草含有製剤、糖尿病用剤、SGLT2阻害剤、リチウム、サリチル酸誘導体、非ステロイド性消炎鎮痛剤、尿酸排泄促進剤、カルバマゼピン、コルホルシンダロパート塩酸塩、シクロスポリン、モザバプタン塩酸塩　等

代表薬　カリウム保持性利尿薬　スピロノラクトン

一般名：スピロノラクトン
商品名：アルダクトンA
剤形：錠剤　25mg　50mg
　　　細粒　10%
用法・用量：1日50〜100mg　分割投与。
　　　　　　高血圧症は主に他剤併用で1日1回25〜50mg。

患者さんへの服薬指導のポイント

● スピロノラクトンは、遠位尿細管のアルドステロン依存性ナトリウム−カリウム交換部位に作用し、アルドステロンを拮抗することにより、ナトリウムと水の排泄を促進し、カリウムの排泄を抑える

ことで利尿効果を示します。

- ● ループ利尿剤と併用することでカリウムを保持し効果が高まります。
- ● 心肥大や線維化を抑制し、心不全への効果が認められています。
- ● 性ホルモン関連の副作用として、男性では女性化乳房、勃起不全、女性では乳頭痛、月経痛などが発現することがあります。これは、本剤が、性ホルモン受容体との親和性があるためです。
- ● 性ホルモン関連の副作用は、服用を中止すれば回復します。
- ● 服用を忘れた場合は、思い出した時に服用しましょう。もし、次回の服用が近い時は次の時間に1回分服用しましょう。
- ● 自己判断で服用を中止、または、減薬はしないでください。
- ● めまいや立ちくらみ、ふらつきの症状が起こることがあるので、車の運転、危険な作業、高所での作業には十分注意してください。

副作用

- ● 電解質異常、急性腎不全、中毒性表皮壊死融解症、皮膚粘膜眼症候群、女性化乳房、乳房腫脹、性欲減退、陰萎、多毛、月経不順、無月経、閉経後の出血、音声低音化、発疹、蕁麻疹、食欲不振、悪心・嘔吐、口渇、下痢、便秘、倦怠感、心悸亢進、発熱、肝斑　等

禁忌

- ● 無尿又は急性腎不全の患者、高カリウム血症の患者、アジソン病の患者、タクロリムス、エプレレノン又はミトタンを投与中の患者には投与できません。

相互作用

- ● 併用禁忌：タクロリムス、エプレレノン、ミトタン
  併用注意：降圧剤、カリウム製剤、ACE阻害剤、アンジオテンシンII受容体拮抗剤、アリスキレン、カリウム保持性

利尿剤、トリアムテレン、カンレノ酸カリウム、シクロスポリン、ドロスピレノン、ノルエピネフリン、乳酸ナトリウム、塩化アンモニウム、コレスチラミン、ジゴキシン、メチルジゴキシン、ジギトキシン、リチウム製剤、NSAIDs　等

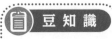 豆知識

❖ **その他の利尿薬について**

　選択的アルドステロン阻害薬です。スピロノラクトンと異なり、アルドステロン受容体への選択性が高いため、性ホルモン関連の副作用が低く抑えられます。

　一般名：エプレレノン
　商品名：セララ
　剤形：錠剤　25mg　50mg　100mg
　用法・用量：1日1回50mg　服用。効果不十分な場合は最大
　　　　　　　100mg。

7 - 2 β遮断薬

特徴

β遮断薬は、心臓のβ$_1$受容体を遮断して、心拍数、心筋収縮力を抑えて血圧を下げます。心臓の負担を軽減させますので、心臓が必要とする心筋酸素需要を減少させて狭心症の症状を改善します。

日本で販売されているのは、塩酸プロプラノロール（インデラル）、酒石酸メトプロロール（ロプレソール、セロケン）、アテノロール（テノーミン）、フマル酸ビソプロロール（メインテート）、カルベジロール（アーチスト）、などがあります。

β遮断薬

ISA	MSA	一般名	商品名	適応症				1日量 (mg)	回数
				高血圧	狭心症	不整脈	慢性心不全		
－	＋	塩酸プロプラノロール	インデラル	○	○	○	－	30〜120	3
－	－	酒石酸メトプロロール	セロケン	○	○	○	－	60〜120 最大240	3
－	－	アテノロール	テノーミン	○	○	○	－	50 最大100	1
－	－	フマル酸ビソプロロール	メインテート	○	○	○	－	5	1
－	＋	カルベジロール	アーチスト	○	○			10〜20	1
							○	2.5〜20	2

ISA：内因性交感神経刺激作用　MSA：膜安定化作用

代表薬　カルベジロール

一般名：カルベジロール

商品名：アーチスト

剤形：錠剤　1.25mg　2.5mg　10mg　20mg

用法・用量：①本態性高血圧症、腎実質性高血圧症　1日1回10
　　　　　　　～20mg。

　　　　　　②狭心症　1日1回20mg。

　　　　　　③虚血性心疾患又は拡張型心筋症に基づく慢性心不
　　　　　　　全
　　　　　　　カルベジロールとして、通常、成人1回1.25mg、
　　　　　　　1日2回食後。増減は必ず段階的に行い、1回投
　　　　　　　与量は1.25mg、2.5mg、5mg又は10mgのいずれか1
　　　　　　　日2回食後。維持量1回2.5～10mgを1日2回食
　　　　　　　後。

患者さんへの服薬指導のポイント

● カルベジロールはβ_1受容体を遮断することで心臓の運動を抑制
します。

● 弱いですが、血管のα受容体を遮断し、末梢血管を拡張します。

● 血圧を下げて、心臓の負担を軽減し、心不全の症状を改善しま
す。

● 心臓の運動量が減少し、心臓が必要とする酸素量が少なくなり狭
心症の症状を改善します。

● 脂質の過酸化を抑制する作用があります。

● 自己判断で服用を中止、または、減薬はしないでください。血圧
が急に上昇することがあります。

● めまいや立ちくらみ、ふらつきの症状が起こることがあるので、

車の運転、危険な作業、高所での作業には十分注意してください。
- 妊娠または妊娠している可能性のある方は服用できません。

副作用

- 高度な徐脈、ショック、完全房室ブロック、心不全、心停止、肝機能障害、黄疸、急性腎不全、中毒性表皮壊死融解症、皮膚粘膜眼症候群、アナフィラキシー、発疹、徐脈、低血圧、喘息様症状、咳嗽、めまい、眠気、頭痛、悪心、胃部不快感、血糖値上昇、尿酸上昇、腎機能障害、浮腫、脱力感、倦怠感　等

禁忌

- 気管支喘息、気管支痙攣のおそれのある患者、糖尿病性ケトアシドーシス、代謝性アシドーシスのある患者、高度の徐脈（著しい洞性徐脈）、房室ブロック（II、III度）、洞房ブロックのある患者、心原性ショックの患者、強心薬又は血管拡張薬を静脈内投与する必要のある心不全患者、非代償性の心不全患者、肺高血圧による右心不全のある患者、未治療の褐色細胞腫の患者、妊婦又は妊娠している可能性のある婦人は使用できません。

相互作用

- カルベジロール作用増強：塩酸ヒドララジン、シメチジン　等
- 両方の薬剤作用増強：カルシウム拮抗薬、ジギタリス製剤　等
- カルベジロール作用減弱：リファンピシン　等
- 併用薬の作用増強：シクロスポリン　等
- 血糖降下作用増強：血糖降下薬　等

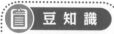 豆 知 識

❖ 内因性交感神経刺激作用（ISA）について

　β遮断薬は、内因性カテコールアミンが存在しない場合、本来β受容体を遮断するはずのβ遮断薬がβ受容体を刺激する場合があります。この作用を内因性交感神経刺激作用（Intrinsic Sympathomimetic Activity：ISA）と言います。

　ISAを有する（ISA（＋））薬剤は、交感神経の緊張が低下した状態では心機能を亢進し、心臓の収縮力と心拍数を増加します。これは、β遮断薬による副作用の心不全、徐脈を防止しますので、過剰な心抑制がある方に適しています。

　ISAを持たない（ISA（−））薬剤は、心拍数を抑えるために、狭心症や不整脈の方に適しています。

❖ 高血圧になりやすい方について

　高血圧になりやすい危険因子があります。遺伝、肥満、糖尿病予備軍、ストレス、喫煙、塩分の多い食事、飲酒など、因子を多く持っている方ほど高血圧になりやすいのです。両親が高血圧の場合は子供は約50％、片方の親だけ高血圧の場合は子供は約30％で高血圧を発症するというデータがあります。

7 - 3　α遮断薬

◆ 特 徴 ◆

● 　α遮断薬は、交感神経の末端の平滑筋側α$_1$受容体を遮断することで血管を拡張させて血圧を低下させます。交感神経末端側の抑制系α$_2$受容体は阻害せず、頻脈は少ないといわれています。

● 　「高血圧治療ガイドライン」では、α遮断薬は高血圧治療第一選択薬から外れました。

● 　日本で販売されているのは、ウラピジル（エブランチル）、塩酸テラゾシン（ハイトラシン、バソメット）、メシル酸ドキサゾシン（カルデナリン）、塩酸ブナゾシン（デタントールR）、などがあります。

7

α遮断薬

α遮断薬

一般名	商品名	適応症		1日量（mg）	1日回数
		高血圧	前立腺肥大による排尿障害		
メシル酸ドキサゾシン	カルデナリン	○	―	0.5〜8	1
塩酸プラゾシン	ミニプレス	○	○	1〜15 前立腺肥大による排尿障害 1〜6	2〜3
塩酸ブナゾシン	デタントールR	○	―	3〜9	1

161

塩酸テラゾシン	ハイトラシン、バソメット	◯	◯	0.5〜8 前立腺肥大による排尿障害 1〜2	2
ウラピジル	エブランチル	◯	◯	30〜120 前立腺肥大による排尿障害 30〜90	2

代表薬　メシル酸ドキサゾシン

一般名：メシル酸ドキサゾシン

商品名：カルデナリン

剤形：錠剤　OD錠　0.5mg　1mg　2mg　4mg

用法・用量：1回0.5mg　1日1回服用

　　　　　　効果が不十分な場合は1〜2週間おいて1回1〜4mgに漸増。

　　　　　　高血圧症　1日最大8mgまで。

　　　　　　褐色細胞腫による高血圧症　1日最大16mg。

患者さんへの服薬指導のポイント

● 　メシル酸ドキサジシンは、末梢血管を拡張し、血圧を下げます。

● 　メシル酸ドキサジシンは、末梢血管の交感神経α受容体の遮断、特にα_1受容体（シナプス後α受容体）に選択的に働きます。α_2受容体（シナプス前α受容体）にはほとんど作用しません。

● 　初めて投与する時は、強い血圧降下がみられるため、めまい、立ちくらみ、ふらつきに注意しましょう。これらの症状はほとんどの場合自然に改善します。

● 　めまいや立ちくらみ、ふらつきの症状が起こることがあるので、車の運転、危険な作業、高所での作業には十分注意してください。

- 初回は少量から投与開始します。
- 高齢者は副作用が発現しやすいので注意しましょう.
- 自己判断で服用を中止、または、減薬はしないでください。血圧が急に上昇することがあります。
- 妊娠又は妊娠している可能性のある方は服用できません。

副作用

- 失神・意識喪失、不整脈、脳血管障害、狭心症、心筋梗塞、無顆粒球症、白血球減少、血小板減少、肝炎、肝機能障害、黄疸、起立性めまい、起立性低血圧、低血圧、動悸・心悸亢進、頻脈、ほてり、めまい、頭痛・頭重、眩暈、悪心・嘔吐、白血球減少、倦怠感等

相互作用

- 降圧作用の増強：利尿薬、降圧薬、PDE-5阻害薬

📋 豆 知 識

❖ 成人における診察室血圧値の分類（mmHg）

分類	収縮期血圧		拡張期血圧
正常血圧	＜120	かつ	＜80
正常高血圧	120〜129	かつ	＜80
高値血圧	130〜139	かつ/または	80〜89
Ⅰ度高血圧	140〜159	かつ/または	90〜99
Ⅱ度高血圧	160〜179	かつ/または	100〜109
Ⅲ度高血圧	≧180	かつ/または	≧110
(孤立性)収縮期高血圧	≧140	かつ	＜90

❖ 高血圧のタイプ

タイプ		状態
正常型	dipper	夜間に血圧が低下。 (昼間の血圧の10%以上低下)
夜間非降圧型	non-dipper	夜間に血圧が低下しない。
夜間昇圧型	inverted-dipper	夜間に血圧が高くなる。
夜間過降圧型	extreme-dipper	夜間に血圧が著しく低下。 (昼間の血圧の20%以上低下)

アンジオテンシン変換酵素（ACE）阻害薬

特徴

アンジオテンシン変換酵素（ACE）阻害薬は、血圧を上昇させる作用を有するアンジオテンシンⅡの産生を阻害し、血管の拡張とナトリウム利尿を促進します。高血圧を改善し、組織内のアンジオテンシンⅡの抑制により、心肥大や血管障害予防など、臓器保護効果が期待されています。

日本で販売されているのは、カプトプリル（カプトリル）、アラセプリル（セタプリル）、マレイン酸エナラプリル（レニベース）、リシノプリル（ゼストリル、ロンゲス）、などがあります。

ACE阻害薬

一般名	商品名	適応症		1日量 (mg)	1日 最大量	1日 回数
		高血圧	慢性心不全			
カプトプリル	カプトリル	○		37.5〜75	150	3
アラセプリル	セタプリル	○		25〜75	100	1〜2
マレイン酸エナラプリル	レニベース	○	○	5〜10	—	1
塩酸デラプリル	アデカット	○		30〜60	120	2
シラザプリル	インヒベース	○		0.5〜2	2	1
リシノプリル	ゼストリル、ロンゲス	○	○	10〜20	—	1

塩酸ベナゼプリル	チバセン	○		5〜10	−	1
塩酸イミダプリル	タナトリル	○		5〜10	−	1
塩酸テモカプリル	エースコール	○		2〜4	4	1
塩酸キナプリル	コナン	○		5〜20	−	1
トランドラプリル	オドリック	○		1〜2	−	1
ペリンドプリルエルブミン	コバシル	○		2〜4	8	1

代表薬　マレイン酸エナラプリル

一般名：マレイン酸エナラプリル
商品名：レニベース
剤形：錠剤　2.5mg　5mg　10mg
用法・用量：1回5〜10mg　1日1回服用。
　　　　　　慢性心不全にはジギタリス、利尿剤併用。

患者さんへの服薬指導のポイント

- マレイン酸エナラプリルは、血管の拡張とナトリウム利尿を促進することで血圧を下げます。

- マレイン酸エナラプリルは、組織内のアンジオテンシンⅡを抑制するため、心肥大、血管障害を予防し、臓器保護作用が期待されています。

- ACE阻害薬では服用後20〜30％の患者に空咳の副作用があります。つらい場合は、医師や薬剤師にご相談ください。

- 物が飲み込みにくい、息苦しいなどの症状が発現した場合は、医師や薬剤師にご相談ください。

- 自己判断で服用を中止、または、減薬はしないでください。血圧が急に上昇することがあります。
- 血圧が下がりすぎると、めまいやふらつきが起こることがありますので、自動車の運転、機械の操作、高所での作業には気をつけましょう。
- 妊娠または妊娠している可能性のある方は服用できません。

副作用

- 血管浮腫、ショック、心筋梗塞、狭心症、急性腎障害、汎血球減少症、無顆粒球症、血小板減少、膵炎、間質性肺炎、はく脱性皮膚炎、中毒性表皮壊死症、皮膚粘膜眼症候群、天疱瘡、錯乱、肝機能障害、肝不全、高カリウム血症、抗利尿ホルモン不適合分泌症候群、BUN上昇、クレアチニン上昇、ヘモグロビン低下、ヘマトクリット低下、貧血、発疹、めまい、低血圧、腹痛、咳嗽、咽（喉）頭炎、倦怠感　等

禁忌

- 血管浮腫の既往歴のある患者、デキストラン硫酸固定化セルロース、トリプトファン固定化ポリビニルアルコール又はポリエチレンテレフタレートを用いた吸着器によるアフェレーシスを施行中の患者、アクリロニトリルメタリルスルホン酸ナトリウム膜（AN69）を用いた血液透析施行中の患者、妊婦又は妊娠している可能性のある婦人、アリスキレンを投与中の糖尿病患者には使用できません。

相互作用

- 降圧作用の増強：ニトログリセリン、利尿剤、グアネチジン等
- 血清カリウム濃度上昇：カリウム保持性利尿剤、カリウム製剤
- 降圧作用の減弱：非ステロイド性抗炎症剤（NSAIDs）、リファンピシン

167

- リチウム中毒：炭酸リチウム　等

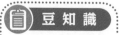

❖ アンジオテンシンⅡと高血圧の発症について

　高血圧には、アンジオテンシンⅡの関わりが非常に高いといえます。アンジオテンシンⅡは、以下の作用を持っています。

① 　ナトリウム、水の貯留を促進するアルドステロンの産生を促します。

② 　交感神経を亢進させ、ノルエピネフリンの分泌を促し、血管を収縮させ血圧を上昇させます。

③ 　血管平滑筋に作用し、血管の肥厚や心肥大を起こします。

　ACE阻害薬は、上記の作用を抑制することから、血圧を降下させ、心不全や血管障害の改善や予防に効果があります。

❖ ACE阻害薬と空咳について

　ACE阻害薬は血圧上昇に関与するアンジオテンシンⅡの産生を抑制するのと同時に、ブラジキニンの分解を抑制します。ブラジキニンが増加すると空咳が起こることがあります。投与後1週間～数カ月以内に出現しますが、服用を中止すると改善されます。もし、このような症状が出た場合は、医師や薬剤師に相談するようにしましょう。

7 - 5 アンジオテンシンⅡ受容体拮抗薬(ARB)

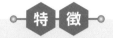

特徴

アンジオテンシンがアンジオテンシンⅡ受容体を刺激すると血管は収縮して血圧が上昇します。アンジオテンシンⅡ受容体拮抗薬（ARB）は、アンジオテンシンⅡ受容体に結合してアンジオテンシンの働きを抑制して、血圧降下作用を示します。また、心筋の線維化を抑えたり、心臓肥大を抑制します。腎臓を保護する作用もあります。

日本で販売されているのは、ロサルタン（ニューロタン）、カンデサルタン（ブロプレス）、バルサルタン（ディオバン）、テルミサルタン（ミカルディス）などがあります。

ARB薬

一般名	商品名	適応症		1日量 (mg)	1日 回数
		高血圧	慢性心不全		
ロサルタン	ニューロタン	○		25〜50 最大100	1
カンデサルタン	ブロプレス	○	○	4〜8 最大12	1
バルサルタン	ディオバン	○		40〜80 最大160	1
テルミサルタン	ミカルディス	○		40 最大80	1

7

アンジオテンシンⅡ受容体拮抗薬（ARB）

オルメサルタン	オルメテック	○		10～20 最大40	1
イルベサルタン	アバプロ	○		50～100 最大200	1
アジルサルタン	アジルバ	○		20 最大40	1

代表薬　カンデサルタン

一般名：カンデサルタン

商品名：ブロプレス

剤形：錠剤　2 mg　4 mg　8 mg　12mg

用法・用量：高血圧症　1回4～8 mg　1日1回服用（最大12mg）。
　　　　　　腎実質性高血圧　1回2 mg　1日1回服用（最大8 mg）。
　　　　　　慢性心不全　1回4 mg　1日1回服用（最大8 mg）。

患者さんへの服薬指導のポイント

● カンデサルタンは、血管収縮、体液の貯留、交感神経亢進作用を抑制し、血圧を下げます。

● カンデサルタンは、心血管系細胞の増殖や肥大、線維化を抑制します。

● 咳や血管浮腫のためにACE阻害薬を使用できない患者に用います。

● 作用時間が24時間と長く、1日1回の服用で効果が出ます。

● 自己判断で服用を中止、または、減薬はしないでください。血圧が急に上昇することがあります。

● 血圧が下がりすぎると、めまいやふらつきが起こることがありますので、自動車の運転、機械の操作、高所での作業には気をつけましょう。

- 妊娠または妊娠している可能性のある方は服用できません。
- カリウム保持性利尿薬と併用すると高カリウム血症になることがあります。
- 診断名により用量が異なります。

副作用

- 血管浮腫、ショック、失神、意識消失、急性腎障害、高カリウム血症、肝機能障害、黄疸、AST（GOT）、ALT（GPT）、γ-GTPの上昇等の肝機能障害、無顆粒球症、横紋筋融解症、間質性肺炎、低血糖、発疹、湿疹、蕁麻疹、そう痒、光線過敏症、めまい、ふらつき、立ちくらみ、動悸、ほてり、頭痛・頭重感、不眠、眠気、舌のしびれ感、悪心・嘔吐、食欲不振、胃部不快感、心窩部痛、下痢、口内炎、貧血、白血球減少、白血球増多、好酸球増多、血小板減少、BUN、クレアチニンの上昇、蛋白尿　等

禁忌

- 妊婦又は妊娠している可能性のある婦人、アリスキレンフマル酸塩を投与中の糖尿病患者（他の降圧治療を行っても血圧のコントロールが著しく不良の患者を除く）には使用できません。

相互作用

- 降圧作用の増強：利尿剤（フロセミド、トリクロルメチアジド等）
- 降圧作用の減弱：非ステロイド性抗炎症剤（NSAIDs）、COX-2選択的阻害薬
- カリウム血中濃度上昇：カリウム保持性利尿剤（スピロノラクトン　等）
- リチウム中毒：リチウム　等

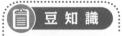

❖ **降圧薬の配合剤について**

　ARBと利尿薬、ARBとカルシウム拮抗薬の併用は治療効果を高め、副作用の軽減が報告されているため、2種類の成分を含む薬剤も発売されています。

【降圧薬の配合剤の例】

A R B ・ 利 尿 薬 配 合 剤	プレミネント配合錠LD	ロサルタンカリウム50mg／ヒドロクロロチアジド12.5mg
	プレミネント配合錠HD	ロサルタンカリウム100mg／ヒドロクロロチアジド12.5mg
	エカード配合錠LD	カンデサルタンシレキセチル4mg／ヒドロクロロチアジド6.25mg
	エカード配合錠HD	カンデサルタンシレキセチル8mg／ヒドロクロロチアジド6.25mg
	コディオ配合錠MD	バルサルタン80mg／ヒドロクロロチアジド6.25mg
	コディオ配合錠EX	バルサルタン80mg／ヒドロクロロチアジド12.5mg
	ミコンビ配合錠AP	テルミサルタン40mg／ヒドロクロロチアジド12.5mg
	ミコンビ配合錠BP	テルミサルタン80mg／ヒドロクロロチアジド12.5mg
	イルトラ配合錠LD	イルベサルタン100mg／トリクロルメチアジド1mg
	イルトラ配合錠HD	イルベサルタン200mg／トリクロルメチアジド1mg

	配合剤名	成分
ARB・カルシウム拮抗薬配合剤	エックスフォージ配合錠	バルサルタン80mg /アムロジピン 5 mg
	エックスフォージ配合OD錠	バルサルタン80mg /アムロジピン 5 mg
	ユニシア配合錠LD	カンデサルタンシレキセチル 8 mg /アムロジピン2.5mg
	ユニシア配合錠HD	カンデサルタンシレキセチル 8 mg /アムロジピン 5 mg
	ミカムロ配合錠AP	テルミサルタン40mg /アムロジピン 5 mg
	ミカムロ配合錠BP	テルミサルタン80mg /アムロジピン 5 mg
	アイミクス配合錠LD	イルベサルタン100mg /アムロジピン 5 mg
	アイミクス配合錠HD	イルベサルタン100mg /アムロジピン10mg
	レザルタス配合錠LD	オルメサルタンメドキソミル10mg /アゼルニジピン 8 mg
	レザルタス配合錠HD	オルメサルタンメドキソミル20mg /アゼルニジピン16mg
	アテディオ配合錠	バルサルタン80mg /シルニジピン10mg
	ザクラス配合錠LD	アジルサルタン20mg /アムロジピン2.5mg
	ザクラス配合錠HD	アジルサルタン20mg /アムロジピン 5 mg

7

アンジオテンシンⅡ受容体拮抗薬（ARB）

7 - 6 カルシウム拮抗薬

特徴

- カルシウム拮抗薬（以下Ca拮抗薬）は血管壁の細胞と心筋細胞にカルシウムイオンが入るのを抑制して筋肉の収縮を抑えることで冠動脈を拡張します。

- Ca拮抗薬は、元来狭心症の治療薬として1970年代に開発されましたが、強い降圧効果があるため、1980年以降は血圧降下剤として使われることが多くなりました。1990年以降は長時間作用する多数の薬剤が開発されています。

- 日本で販売されているのは、ニフェジピン（アダラート）、アムロジピン（ノルバスク）、ジルチアゼム（ヘルベッサー）、ベラパミル（ワソラン）があります。

Ca拮抗薬の例

一般名	商品名	高血圧	狭心症	1日量mg	1日回数
ニフェジピン徐放	アダラートL	○	○	20～40	2
ニフェジピン徐放	アダラートCR	○	○	10～40 最大80	1
ニカルジピン	ペルジピン	○		30～60	3
ニカルジピン	ペルジピンLA	○		40～80	2
シルニジピン	アテレック	○		5～10 最大20	1（朝食後）
アムロジピン	アムロジン ノルバスク	○	○	2.5～5 最大10	1
アゼルニジピン	カルブロック	○		8～16	1（朝食後）
ジルチアゼム	ヘルベッサー	○	○	90 最大180	3

アラニジピン	サプレスタ ベック	◯		5〜10 最大20	1
フェロジピン	スプレンジール	◯		5〜10 最大20	2（朝夕）

代表薬　アムロジピン

一般名：アムロジピン

商品名：アムロジン、ノルバスク

剤形：錠剤・OD錠　2.5mg　5 mg　10mg

用法・用量：高血圧症　1回2.5〜5 mg　1日1回服用（最大10mg）。
　　　　　　狭心症　1回5 mg　1日1回服用。

患者さんへの服薬指導のポイント

- アムロジピンは、血圧を降下し、狭心症の症状を改善します。
- Ca拮抗薬の中でも血管への選択性が高く、冠血管や末梢の血管の平滑筋を弛緩させます。
- 作用時間が24時間と長く、1日1回の服用で効果が出ます。
- 自己判断で服用を中止、または、減薬はしないでください。血圧が急に上昇したり、狭心症が悪化します。
- 血圧が下がると、めまいやふらつきが起こることがありますので、自動車の運転、機械の操作、高所での作業には気をつけましょう。
- 妊娠または妊娠している可能性のある方は服用できません。
- グレープフルーツジュースで血圧降下作用が増強される場合があるので、控えるように説明しましょう。
- 継続使用すると、歯肉増殖が発現することがありますので、十分な歯磨きを励行しましょう。
- OD錠は、水なしで服用可能ですが口腔内では吸収されません。

7

カルシウム拮抗薬

錠剤が溶けたら唾液などで飲み込みましょう。

副作用

● 劇症肝炎、肝機能障害、黄疸、無顆粒球症、白血球減少、血小板減少、房室ブロック、横紋筋融解症、浮腫、ほてり（熱感、顔面潮紅等）、動悸、血圧低下、めまい・ふらつき、頭痛・頭重、心窩部痛、便秘、嘔気・嘔吐、BUN上昇、発疹、全身倦怠感　等

禁忌

● 妊婦、妊娠している可能性のある方、アムロジピン過敏症　等

相互作用

● 血圧低下増強：他の血圧降下
● アムロジピン血中濃度上昇：エリスロマイシン、リトナビル、イトラコナゾール　等
● アムロジピン血中濃度低下：リファンピシン　等

豆知識

❖ **Ca拮抗薬の併用について**

　狭心症の処方では、2種類のCa拮抗薬の併用をよく見かけます。例えば、ジルチアゼム（ヘルベッサー）はニフェジピン（アダラート）の代謝を抑制するため、効果が増強されることが期待できます。ただ、患者が高血圧症状のない場合は、めまいやふらつきといった低血圧の副作用についても注意することが重要です。

❖ **妊婦における高血圧症の治療薬について**

　妊娠時の高血圧の基準は140/90以上としています。
　降圧薬の母児への安全性と効果に関するエビデンスは限られて

いますが、これまでのエビデンスや各国のガイドラインを参考に、以下の薬剤が推奨されています。

① ラベタロール（トランデート）

　αβ遮断薬のラベタロールは、欧米諸国のガイドラインで高血圧合併妊娠に対する第一選択薬とされています。

② メチルドパ（アルドメット）

　中枢性交感神経抑制薬のメチルドパは、欧米諸国のガイドラインで推奨されています。眠気や肝機能障害（母児とも）に注意が必要になります。

③ ニフェジピン（アダラートCR）

　Ca拮抗薬のニフェジピンは欧米諸国のガイドラインで使用が推奨されています。日本では妊娠20週以降のみ禁忌が外れています。

④ ヒドララジン（アプレゾリン）

　血管拡張薬であるヒドララジンの経口投与は、降圧効果が乏しいこと等から、長期投与薬としては第二選択薬に位置づけられています。

7 - 7 硝酸薬

特徴

● 心臓の筋肉に酸素や栄養を送っている冠動脈がなんらかの原因で狭くなったり、詰まったりして心臓の一部に十分な酸素や栄養が行き渡らなくなった状態（心筋虚血）が起こります。心筋虚血が発作を起こす病気を虚血性疾患といって、狭心症と心筋梗塞に分類されます。狭心症と心筋梗塞との大きな違いは、狭心症は、血流不足が一時的で心筋が完全には壊死していない回復可能、心筋梗塞は心筋が壊死して回復不可能であることです。

● 硝酸薬はほとんどのタイプの狭心症に有効です。特に発作時には舌下錠やスプレー剤が第一選択薬になります。

● 日本で販売されているのは、ニトログリセリン（ニトロペン、バソレーター、ミリスロール、ミオコール、ニトロダームTTS）、硝酸イソソルビド（ニトロール、ニトロールR、フランドル）、一硝酸イソソルビド（アイトロール）などがあります。

硝酸薬の例

一般名	商品名	規格	剤形	用量	適応　等
ニトログリセリン	ニトロペン	0.3mg	舌下錠	1回1～2錠	狭心症、心筋梗塞、心臓喘息　等
ニトログリセリン	ニトロダームTTS	25mg（10cm²）	テープ	1日1回1枚効果不十分2枚まで	狭心症

硝酸 イソソルビド	ニトロール	5 mg	錠剤	経口 1日3～4回、1回 1～2錠 狭心症発作時（舌 下）1回1～2錠	狭心症、心 筋梗塞　等
硝酸 イソソルビド	フランドル	20mg	徐放錠	1回1錠、1日2回 噛まずに服用	狭心症、心 筋梗塞　等
一硝酸 イソソルビド	アイトロール	10mg 20mg	錠剤	1回20mg、1日2回 効果不十分 1回40mg、1日2回 まで	狭心症

代表薬　ニトログリセリン

一般名：ニトログリセリン

商品名：ニトロペン

剤形：舌下錠　0.3mg

用法・用量：1回0.3～0.6mg。

狭心症　投与後数分間で効果が現れない場合は0.3
～0.6mg追加。

患者さんへの服薬指導のポイント

● ニトログリセリンは、硝酸薬です。

● 冠動脈を拡張し酸素供給量を増加させます。

● 全身の静脈を拡張し心臓の動きを小さくする効果があります。

● 全身の動脈を拡張して心臓の負担を軽減します。

● 狭心症の発作時に舌下に用い、飲み込んではいけません。

● 1錠服用して5分間経過しても効果がない場合は追加で服用して
ください。3回服用しても発作がおさまらない場合は医療機関に受
診してください。

● ニトログリセリンは揮発性のため、使用期限、保存条件を守りま

しょう。使用期限は、ヒートシールに記載されています。

● 使用するまでは開封しないよう注意します。

● いつも3錠以上携帯するように指導しましょう。

● 使用時めまいやふらつきが出ることがあるので、いすに腰掛けたり、座って服用してください。

● 発作時に服用を我慢する患者さんがいますが、発作時には指示通り服用するようにしましょう。

● あらかじめ発作の起こりそうなスポーツをする前に使用することもあります。

副作用

● 脳貧血、血圧低下、潮紅、動悸、熱感、頭痛、悪心、嘔吐　等

禁忌

● 重篤な低血圧又は心原性ショックの患者、閉塞隅角緑内障の患者、頭部外傷又は脳出血の患者、高度な貧血の患者、硝酸・亜硝酸エステル系薬剤に対し過敏症の既往歴のある患者、ホスホジエステラーゼ5阻害作用を有する薬剤（シルデナフィルクエン酸塩、バルデナフィル塩酸塩水和物、タダラフィル）又はグアニル酸シクラーゼ刺激作用を有する薬剤（リオシグアト）を投与中の患者には使用できません。

相互作用

● 血圧低下増強：他の血管拡張薬、カルシウム拮抗薬、ACE阻害剤、β遮断薬、利尿剤、降圧薬、三環系抗うつ薬、メジャートランキライザー、飲酒　等

● ニトログリセリン効果減弱：非ステロイド性抗炎症薬（NSAIDs）等

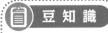 **豆知識**

❖ **狭心症と喫煙について**

　タバコ煙に含まれるニコチンは副腎皮質を刺激してカテコラミンを遊離し、交感神経系を刺激して末梢血管の収縮と血圧上昇、心拍数の増加をきたします。また血管収縮および気管支収縮作用を有するトロンボキサンA_2の遊離作用も有します。タバコ主流煙には一酸化炭素が4％程度含まれており、血液中のヘモグロビンと強く結合して慢性の酸素欠乏状態を引き起こします。タバコ煙はコレステロールの変性を促進し、血管内皮を障害するとともにHDLコレステロールを減少させ、動脈硬化を促進します。これが一酸化炭素による酸素欠乏や血管異常収縮と影響しリスクを大きくします。喫煙開始年齢が早いほどリスクが増大するため、若年で喫煙を始めた場合、壮年期になってからの健康への影響は深刻となることが予測されます。

❖ **ニトロ製剤の他剤形**

スプレー剤：錠剤を取り出すよりも早く使用することができます。口腔内粘膜に直接噴霧します。ただし、液剤の汚染防止にアルコールを含有しているため、その刺激に慣れることが必要です。また、アルコール過敏症の方には使用できません。

貼付剤：少量ずつ皮膚から吸収させることで長時間作用が持続します。貼る前には皮膚を清潔にして、いつも同じ場所には貼らないようにしましょう。

7

硝酸薬

7 – 8 強心薬 (ジギタリス製剤)

特 徴

心臓の機能が低下すると、臓器への血液の供給が出来ず、様々な障害が起きます。強心薬は心臓の収縮力を強くして障害を改善します。作用機序により、ジギタリス製剤、カテコラミン、ホスホジエステラーゼⅢ阻害薬、などに分類されます。

ジギタリス製剤は、維持量で開始し時間をかけて適用量を決定していきます。心筋収縮力増加、拍動数減少、刺激伝導速度抑制作用があります。

特に心房細動を合併する心不全に有効で、収縮性低下による心不全の症状を改善します。

一方で、ジギタリス中毒には注意が必要です。ジギタリス中毒の症状は、徐脈、頻脈性の不整脈が現れ、ブロックを伴う心房頻拍は特徴的です。ジギタリス中毒を起こしやすくする低カリウム血症にも注意しましょう。

日本で販売されているのは、ジゴキシン (ジゴシン、ジゴキシンKY)、メチルジゴキシン (ラニラピッド) などがあります。

強心薬

成分名 (商品名)		作用 発現 (時間)	最大 効果 (時間)	持続 時間	半減期 (時間)	排泄	24時間 排泄率 (%)
ジゴキシン (ジゴキシンKY、ジゴシン)	経口	30〜60	3〜6	2〜6	36	腎	34
	静注	15〜30	1.5〜5				
メチルジゴキシン (ラニラピッド)	経口	5〜20	1〜2	5〜8	20〜24	腎	22

182

代表薬　ジゴキシン

一般名：ジゴキシン

商品名：ジゴシン

剤形：錠剤　0.125mg、0.25mg　散　0.1％、エリキシル0.05mg/mL
　　　注射　0.25mg/mL

用法・用量：

　内服　急速飽和療法（飽和量1～4mg）初回0.5～1mg、以後
　　　　0.5mgを6～8時間毎、維持1日0.25～0.5mg

　注射　急速飽和療法（飽和量1～2mg）初回0.25～0.5mg、2～
　　　　4時間毎、維持1日0.25mg

患者さんへの服薬指導のポイント

● 　ジゴキシンは、強心配糖体です。

● 　機能が低下した心臓に働いて、弱くなった心臓の筋肉の収縮力を
強くして、心不全の症状を改善します。

● 　自己判断で、薬を中止したり減量すると大変危険です。

● 　調子が悪くなったときに薬を多く飲むことも大変危険です。

● 　服用を忘れた場合は、気づいた時に服用しますが、次の服用時間
が近い場合は次の服用時間に1回分のみ服用してください。

● 　治療域と中毒域が狭く、排泄に時間がかかりますので、継続服用
では中毒症状が発現することがあります。

● 　不整脈、食欲不振、嘔吐、頭痛、めまい、視覚異常などが発現し
た場合は、直ちに医師や薬剤師に相談してください。

● 　他の医療機関や他科受診する場合は、ジゴキシンを服用している
ことを必ず伝えましょう。併用による副作用を起こさないためです。

● 　エリキシル剤はアルコール過敏症の方は服用できません。アルコ
ールを含有しているからです。

副作用

● ジギタリス中毒、非閉塞性腸間膜虚血、食欲不振、悪心・嘔吐、下痢等、視覚異常、めまい、頭痛、失見当識、錯乱、せん妄、AST（GOT）・ALT（GPT）・γ-GTP・Al-Pの上昇、血小板数減少、発疹、蕁麻疹、紫斑、浮腫、女性化乳房、筋力低下　等

禁忌

● 房室ブロック、洞房ブロックのある患者、ジギタリス中毒の患者、閉塞性心筋疾患のある患者、ジギタリス剤に対し過敏症の既往歴のある患者　には使用できません。

相互作用

● ジゴキシン作用減弱：

カルバマゼピン、コレスチラミン、コレスチミド、スクラルファート、水酸化アルミニウム、水酸化マグネシウム、フラジオマイシン、リファンピシン、サラゾスルファピリジン、甲状腺製剤、アカルボース、ミグリトール、セントジョーンズワート　等

● ジゴキシン作用増強：

解熱・鎮痛・消炎剤、トラゾドン、抗コリン剤、不整脈用剤、β遮断剤、利尿剤、血圧降下剤、アンジオテンシンII受容体拮抗剤、カルシウム拮抗剤、HMG-CoA還元酵素阻害剤、ポリスチレンスルホン酸塩、交感神経刺激剤、プロトンポンプ阻害剤、副腎皮質ホルモン剤、ビタミンD製剤、カルシウム経口剤、習慣性中毒用剤、シクロスポリン、抗生物質製剤、HIVプロテアーゼ阻害剤、エトラビリン、C型肝炎治療剤、化学療法剤、抗甲状腺剤、ベムラフェニブ　等

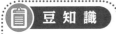 豆 知 識

❖ 心不全

　心不全の病態は、患者にとって複雑です。治療内容を理解して、アドヒアランスを向上させるには、患者や家人または介護者に理解しやすく説明する必要があります。

　労作時の息切れや疲労感、安静時の呼吸困難、下腿浮腫の発現、食欲不振や悪心、腹部膨満感、体重増加等が、心不全の増悪の症状であることを患者が十分理解するように説明しましょう。

　　不整脈の診断の検査

　不整脈の診断の検査ってどんなものがあるのでしょうか？

　不整脈や原因となる疾患を調べるために様々な検査が行われますが、その検査でわかるのは何かすぐにわからないこともあります。

　そこで、日常でよく行われる検査について紹介いたします。

◆心電図

　健康診断でもよく用いられますが、胸や手足に電極を貼り付けて、体表面から心臓に電気活動を記録する検査です。記録できる時間は約10秒程度と短いため、発作性の不整脈の場合は、リアルタイムで不整脈の発作の波形を検出することは困難です。心肥大、左房負荷、心臓虚血など心臓の病態の検出が可能です。

◆ホルター心電図

　患者には心電図計を装着して日常生活を送ってもらい、24時間以上の長時間の心電図記録により、不整脈の検出が可能です。心電図の波形は体位の変化で影響を受けるため精度は若干落ちることがありますが、波形で心筋虚血の診断に役に立ちます。

◆運動負荷心電図

　患者に運動してもらいながら心電図を記録する検査になります。運動負荷には歩くベルトの上を走るトレッドミル、動かない自転車をこぐエルゴメーター、階段昇降するマスター試験などがあります。運動によって誘発される心筋虚血の診断や運動誘発性不整脈の診断に役に立ちます。

◆心臓超音波検査（心エコー検査）

　超音波を使って心臓の大きさや形状などを観察します。心臓の壁運動、弁の動きや形状がわかるので、心機能、心内腔の大きさ、心筋壁厚、弁膜症の有無、心筋虚血の有無の診断に使います。

第 8 章

呼吸器系に作用する薬剤

気管支喘息や呼吸器疾患に使用される薬剤について取り扱います。

吸入ステロイド薬、β_2刺激薬、キサンチン系薬、抗アレルギー薬、抗コリン薬、抗体製剤、鎮咳薬、去痰薬、呼吸障害治療薬について説明します。

●━━ **特　徴** ━━●

- 　気道の炎症には好酸球をはじめ多くの炎症誘発細胞や気道上皮細胞、免疫因子が関与しているとされ、喘息の治療には抗炎症薬が必須です。

- 　特に吸入ステロイドは、経口ステロイドに比べて全身性の副作用は極めて少ないため軽度～重症度の気管支喘息治療に用いられます。

- 　喘息の原因である気道の炎症を抑えて、気道が狭くなるのを改善し、喘息発作の程度や頻度を軽減する吸入薬です。

吸入ステロイド（ICS）：長期管理薬（コントローラー）

一般名	主な商品名	成人	小児
ベクロメタゾンプロピオン酸エステル	キュバールエアゾール	800μg／日まで	200μg／日まで
フルチカゾンプロピオン酸エステル	フルタイドエアゾール	800μg／日まで	200μg／日まで
	フルタイドディスカス		
	フルタイドロタディスク		
ブデソニド	パルミコートタービュヘイラー	1,600μg／日まで	800μg／日まで
	パルミコート吸入液	2.0mg／日まで	1.0mg／日まで
シクレソニド	オルベスコインヘラー	800μg／日まで	200μg／日まで
モメタゾンフランカルボン酸エステル	アズマネックスツイストヘラー	800μg／日まで	適応なし
フルチカゾンフランカルボン酸エステル	アニュイティエリプタ	200μg／日まで	適応なし

代表薬　フルチカゾンプロピオン酸エステル

一般名：フルチカゾンプロピオン酸エステル

商品名：フルタイド

剤形：エアゾール　50μg　100μg

　　　　ディスカス、ロタディスク　50μg　100μg　200μg

用法・用量：1回100μg吸入　1日2回　最大800μgまで。

　　　　　　小児；1回50μg吸入　1日2回　最大200μgまで。

患者さんへの服薬指導のポイント

● 喘息発作を鎮める薬ではないので、発作止めとして使用しないでください。

　一般的に効果は3～4日後から現れはじめ、1カ月ほどでピークに達するといわれています。

● 吸入後は必ずうがいをしてください。口腔や気道に薬が沈着してしまうとカンジダ症、咽頭痛、違和感、嗄声、咳嗽、口腔内乾燥感、味覚異常など副作用が起こることがあるためです。

● 吸った感じがしなくても、薬は十分吸入されていることが多いため、指示された回数を超えて吸入しないでください。（ディスカス、ロタディスク）

● よく振ってから使用してください。（エアゾール）

副作用

主な副作用	症状	対策
嗄声（声がれ）	のどの刺激感、声がかれる	吸入再教育/うがい 減量/変更
カンジダ症	口腔内が白くなる（カビが付着）	吸入再教育/うがい 減量/変更
副腎皮質機能抑制（過量）	小児（低血糖や意識低下、痙攣を主な所見とする症状が現れることがある）	徐々に減量/中止

豆 知 識

❖ 吸入器具

　吸入時の同調の必要がないDPI（ドライパウダーインヘラー）やpMDI（加圧式定量噴霧式吸入器）など様々な吸入器具があります。適切な吸入器具を選び、良好な服薬コンプライアンスを維持することが大切です。

　pMDIが上手に吸入できないときには吸入補助器（スペーサー）を使用しましょう。エアロチャンバー・プラス、オプティチャンバー・ダイヤモンド、ボアテックスなどがあります。

8 - 2 β₂刺激薬（交感神経刺激薬）

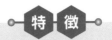

特徴

● 気管支を広げて呼吸を楽にして、息苦しさを改善するお薬です。

短時間作用型（SABA）吸入：発作治療薬（リリバー）

一般名	主な商品名	噴射回数
サルブタモール硫酸塩	サルタノールインヘラー	約200回
	ベネトリン吸入液	―
プロカテロール塩酸塩水和物	メプチンエアー	約100回
	メプチンキッドエアー	約100回
	メプチンスイングヘラー	100回
	メプチン吸入液	―
フェノテロール臭化水素酸塩	ベロテックエロゾル	約200回

代表薬（吸入）　プロカテロール塩酸塩水和物

一般名：プロカテロール塩酸塩水和物

商品名：メプチン

用法・用量：　発作時の対症療法は1日4回まで。

【エアー】1吸入10μg　1回2吸入

【キッドエアー】1吸入5μg　小児1回2吸入

【スイングヘラー】1吸入10μg　1回2吸入　小児1回1吸入

【吸入液/ユニット】1回0.3〜0.5mL　小児1回0.1〜0.3mL（ネブライザーにて吸入）

患者さんへの服薬指導のポイント

● 発作時のみ使用し、発作を鎮めるお薬です。

● 使用開始時に手のふるえや心臓がドキドキすることがあります。
続けていくうちにほとんど起こらなくなりますが、ひどい場合はご
相談ください。

● 自己判断で量を増やしたり、回数を増やしたりしないでくださ
い。

● 連用が必要な場合や発作が頻発する場合は医師や薬剤師に相談く
ださい。

長時間作用型（LABA）吸入：長期管理薬（コントローラー）

一般名	主な商品名	用法
サルメテロールキシナホ酸塩	セレベントディスカス	1日2回
	セレベントロタディスク	1日2回
インダカテロールマレイン酸塩	オンブレス吸入用カプセル	1日2回
ホルモテロールフマル酸塩水和物	オーキシスタービュヘイラー	1日1回

代表薬（吸入）　サルメテロールキシナホ酸塩

一般名：サルメテロールキシナホ酸塩

商品名：セレベント

剤形：ディスカス、ロタディスク

用法・用量：1回50μg　小児1回25μg。
　　　　　　　1日2回　朝と就寝前に吸入。

患者さんへの服薬指導のポイント

- 長時間作用するため、毎日定期的に使用し発作を予防するお薬です。

- 吸入ステロイドとの併用により高い効果が期待できます。

- 喘息発作を鎮める薬ではないので、発作止めとして使用しないでください。

- 一般的に効果発現まで15～20分かかり、12時間持続します。

- 吸った感じがしなくても、薬は十分吸入されていることが多いため、指示された回数を超えて吸入しないでください。

- 交感神経症状や低カリウム血症に注意しましょう。

配合剤：吸入ステロイド（ICS）＋長時間作用型 β_2刺激薬（LABA）

配合薬	主な商品名	用法
フルチカゾンプロピオン酸エステル（フルタイド）	アドエアディスカス	1日2回 1回1吸入
サルメテロールキシナホ酸塩（セレベント）	アドエアエアゾール	1日2回 1回2吸入
ブデソニド（パルミコート）	シムビコートタービュヘイラー	1日2回 1回2～4吸入 ＋発作時
ホルモテロールフマル酸塩水和物（オーキシス）		
フルチカゾンプロピオン酸エステル（フルタイド）	フルティフォームエアゾール	1日2回 1回2～4吸入
ホルモテロールフマル酸塩水和物（オーキシス）		
フルチカゾンフランカルボン酸エステル（アニュイティ）	レルベアエリプタ	1日1回 1回1吸入
ビランテロールトリフェニル酢酸塩		

代表薬 （吸入配合剤）シムビコート

吸入ステロイド薬ブデソニド（パルミコート）4.5μg＋
長時間作用性吸入β₂刺激薬ホルモテロールフマル酸塩水和物
（オーキシス）160μg
商品名：シムビコート
剤形：タービュヘイラー　30吸入　60吸入
用法・用量：1回1吸入　1日1回吸入。
　　　　　　最高1日4吸入　1日2回吸入まで。

患者さんへの服薬指導のポイント

● ホルモテロールには即効性と遅効性の効果があり、速やかな効果
発現に加え、長期にわたるコントロールが可能なお薬です。

● ホルモテロールとブデソニドは相乗効果を示すといわれており、
1剤で気道炎症と狭窄両方に優れた効果を示します。

● タービュヘイラーという吸入器具は、肺内到達に適した大きさの
粒子を吸入できるといわれています。

主なβ₂刺激内服薬

一般名	主な商品名
サルブタモール硫酸塩	ベネトリン
フェノテロール臭化水素酸塩	ベロテック
テルブタリン硫酸塩	ブリカニール
プロカテロール塩酸塩水和物	メプチン・メプチンミニ
ツロブテロール塩酸塩	ベラチン・ホクナリン
クレンブテロール塩酸塩	スピロペント

代表薬（内用）　フェノテロール臭化水素酸塩

一般名：フェノテロール臭化水素酸塩

商品名：ベロテック

剤形：下記疾患の気道閉塞性障害による諸症状の緩解

　　　【錠】気管支喘息、慢性気管支炎、肺気腫、じん肺症

　　　【シロップ】気管支喘息、急性・喘息性気管支炎

用法・用量：【錠】1回1錠　1日3回。

　　　　　　【シロップ】1日0.75mL/kg　1日3回に分けて服用。

患者さんへの服薬指導のポイント

● 　カテコールアミン製剤との併用は禁忌です。不整脈・心停止のおそれがあります。

● 　使用開始時に手のふるえや心臓がドキドキすることがあります。続けていくうちにほとんど起こらなくなりますが、ひどい場合はご相談ください。

● 　自己判断に量を増やしたり、回数を増やしたりしないでください。

主な β₂刺激貼付薬

一般名	主な商品名
ツロブテロール塩酸塩	ホクナリンテープ

代表薬（貼付） ツロブテロール塩酸塩

一般名：ツロブテロール塩酸塩

商品名：ホクナリン

剤形：貼付剤（0.5mg　1mg　2mg）

用法・用量：1日1回2mg　胸部・背部・上腕部に貼付。
　　　　　　小児　0.5〜3歳未満　0.5mg。
　　　　　　3〜9歳未満　1mg　9歳以上2mg。

患者さんへの服薬指導のポイント

● 12〜14時間後に最高血中濃度になるように設計されているので、入浴後の18時〜20時位に貼るのが効果的です。

● 気管支喘息、急性・慢性気管支炎、肺気腫による諸症状を緩解します。

● 2回分を1度に貼らないでください。

● 胸部、背部、上腕部のいずれかに貼付しましょう。

副作用　（β_2刺激薬共通）

主な副作用	症状	対策
振戦	手指の細かいふるえ	減量/中止
動悸・頻脈	心臓がどきどき早く打つ	減量/中止
低K血症	脱力感、筋力低下、筋肉痛、便秘、麻痺、血圧↑	中止/K補給
頭痛	頭が痛い	減量/中止
嘔気・嘔吐	吐き気・吐く	減量/中止

8 - 3 キサンチン系薬

特徴

気管支を広げるcAMP（サイクリックAMP）を加水分解する酵素ホスホジアステラーゼ（PDE）を阻害して気管支内のcAMPを増加させることにより気管支を広げて呼吸を楽にするお薬です。

キサンチン系薬

一般名	主な商品名
テオフィリン徐放錠 （12-24時間持続）	テオドール
	テオロング
	スロービット
テオフィリン徐放錠 （24時間持続）	ユニフィルLA
	ユニコン
アミノフィリン	ネオフィリン

代表薬　テオフィリン徐放製剤

一般名：テオフィリン徐放錠（12～24時間持続）

商品名：テオドール

剤形：錠　50mg、100mg、200mg、G顆粒20%、
　　　シロップ　20mg/mL、ドライシロップ20%（200mg/g）

用法・用量：1回200mg、1日2回　朝・就寝前

小児：1回100～200mg、1回8mg/kg、1日2回（ガイドラインに従う）。

患者さんへの服薬指導のポイント

● 気管支喘息・慢性気管支炎・肺気腫に効果があります。

● 血中濃度を保つため定期的に服用し、発作を予防することが大切です。

● 自己判断で量を調節したり、中止しないでください。血中濃度のモニタリング（TDM）が必要な薬です。

● 小児、特に乳幼児の場合、発熱時に血中濃度の上昇により痙攣等の症状が現れることがあるため、一時減量や中止等の対応が必要です。

● 徐放性の製剤のためつぶしたり噛みくだいたりしないで服用してください。

● まれに糞便中に白い物質が混じることがありますが、心配いりません。（テオフィリン溶出後の賦形剤の一部：テオドールG顆粒、テオロング）

● 煙草を吸っている人が急に禁煙したり、普段吸っていない人が急に喫煙したりすると中毒症状が現れることがあるので注意しましょう。（肝薬物代謝酵素誘導あり）

副作用

主な副作用	症状	血中濃度	対策
テオフィリン濃度↑	悪心、嘔吐、頭痛	20μg /mL以上	減量/変更
	不整脈、痙攣、精神症状	40μg /mL以上	減量/変更
消化器症状	吐き気、食欲不振		減量/制酸剤
頻尿	トイレが近い		減量/中止

食事	対策	主な症状
コーヒー、紅茶（カフェイン）	テオフィリン血中濃度↑	痙攣・興奮等
セイヨウオトギリソウ （セント・ジョーンズ・ワート）	（酵素誘導による） テオフィリン血中濃度↓	効果↓
トウガラシを含む食品	（消化管吸収の増大による） テオフィリン濃度↑	痙攣・興奮等
炭火焼肉（焦げ）大量	（酵素誘導による） テオフィリン血中濃度↓	効果↓
高蛋白食	（酵素誘導による） テオフィリン血中濃度↓	効果↓

豆知識

❖ 小児へのテオフィリン投与について

　小児、特に乳幼児は成人と比べて痙攣を惹起しやすく、テオフィリンクリアランスが変動しやすいといわれています。特に発熱によりテオフィリンの血中濃度の上昇や痙攣誘発が現れることがあるので、小児の気管支喘息に投与する場合の投与量、投与方法等については、学会のガイドライン等、最新の情報を参考に慎重に投与することとされています。

①てんかん及び痙攣の既往歴のある小児

②発熱している小児

③6カ月未満の乳児

　また、6〜15歳では8〜10mg/kg/日（1回4〜5mg/kg　1日2回）より開始し、臨床効果と血中濃度を確認しながら調節すること。

※テオフィリン製剤添付文書より

❖ テオフィリンによる副作用

　テオフィリンによる副作用の発現は血中濃度の上昇に起因することが多いといわれています。テオフィリンの有効血中濃度は一般的に 5 ～15μg /mLです。

❖ 重大な副作用

　頻度は低いものの重大な副作用に肝機能障害や無顆粒球症、皮膚粘膜眼症候群（スティーブンス・ジョンソン症候群）、中毒性表皮壊死症（ライエル症候群）などがあります。投与初期には注意しましょう。

8 - 4 抗アレルギー薬

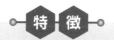

気道の炎症を抑え、気管支喘息の発作や症状を起こりにくくするお薬です。

気管支喘息に適応のある主な抗アレルギー薬（内服薬）

分類	一般名	主な商品名
ヒスタミンH$_1$拮抗薬	メキタジン	ゼスラン・ニポラジン
	ケトチフェンフマル酸塩	ザジテン
	アゼラスチン塩酸塩	アゼプチン
	オキサトミド	オキサトミド※
	エピナスチン塩酸塩	アレジオン
ケミカルメディエーター遊離抑制薬	トラニラスト	リザベン
	イブジラスト	ケタス
	ペミロラストカリウム	アレギサール・ペミラストン
ロイコトリエン受容体拮抗薬	プランルカスト水和物	オノン
	モンテルカストナトリウム	キプレス・シングレア
トロンボキサン合成阻害薬	オザグレル塩酸塩水和物	ドメナン
トロンボキサンA$_2$拮抗薬	セラトロダスト	ブロニカ
Th2サイトカイン阻害薬	スプラタストトシル酸塩	アイピーディ

※　錠剤には適応なし

代表薬（内用）　プランルカスト

一般名：プランルカスト
商品名：オノン

剤形：カプセル　112.5mg、　ドライシロップ　10%
用法・用量：カプセル　1回4カプセル　1日2回朝夕食後。
　　　　　　ドライシロップ10%　1日量7mg/kg　1日2回朝
　　　　　　　　　　夕食後。
　　　　　　1日最大用量は10mg/kgまで　450mg/日を超えない
　　　　　　こと。

患者さんへの服薬指導のポイント

● 気管支喘息、アレルギー性鼻炎のお薬です。

● 喘息発作を鎮める薬ではないので、発作止めとして使用しないでください。

● 長期ステロイド療法から本剤を服用する事によりステロイドの減量や中止をはかる場合は医師と相談しながら慎重に行ってください。

● 飲み忘れ時に、次の服用時間まで5時間以上ある場合は服用可能です。(Tmax≒5.2時間、T1/2≒1.2時間　作用発現時間≒約2時間のため)

● CYP3A4で代謝されることから同酵素代謝による薬剤の併用に注意しましょう。

副作用

主な副作用	症状	対策
肝機能障害	食欲がない、吐き気、体のだるさ、皮膚や白目が黄色くなる	中止
胃腸障害	吐き気、胃部不快感、下痢、腹痛	休薬/中止
横紋筋融解症	手足に力が入らない、だるい、筋肉痛	中止

抗アレルギー薬（メディエーター遊離抑制　外用薬）

一般名	主な商品名	吸入器具
クロモグリク酸ナトリウム	インタールエアロゾル	定量加圧式噴霧器 (pMDI)
	インタール吸入液	電動式ネブライザー

代表薬（外用）　クロモグリク酸ナトリウム

一般名：クロモグリク酸ナトリウム

商品名：インタール吸入液

効能・効果：気管支喘息

用法・用量：朝、昼及び就寝前又は朝、昼、夕及び就寝前 1 回 1 A
1 日 3 ～ 4 A を電動式ネブライザーにて吸入（症状
緩解時 1 日 2 ～ 3 A に減量）。

患者さんへの服薬指導のポイント

- ヒスタミンなどの化学伝達物質の放出を抑えて、気管支喘息に効果があります。
- 吸入時に新しいアンプルを 1 本用意し、開管したアンプルの残液は使用しないでください。
- 吸入を忘れた場合は、気がついた時に 1 回分吸入してください。ただし、次に吸入する時間が近いときは 1 回分とばして、通常の吸入時間に 1 回分吸入してください。
- 誤って多く使った場合は医師または薬剤師に相談してください。

8 − 5 抗コリン薬（吸入）

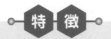

特 徴

- 気管支を収縮させるアセチルコリンの働きを抑えることにより気管支が収縮するのを防ぎ、気管支を広げて呼吸を楽にするお薬です。

短時間作用型抗コリン薬（SAMA）吸入：発作治療薬

一般名	主な商品名
イプラトロピウム臭化物水和物	アトロベントエロゾル

長時間作用型抗コリン薬（LAMA）吸入：長期管理薬

一般名	主な商品名
チオトロピウム臭化物水和物	スピリーバ吸入用カプセル
	スピリーバレスピマット
グリコピロニウム臭化物	シーブリ吸入用カプセル
アクリジニウム臭化物	エクリラジェヌエア
ウメクリジニウム臭化物	エンクラッセエリプタ

代表薬 チオトロピウム臭化物水和物 慢性閉塞性肺疾患（COPD）適応

一般名：チオトロピウム臭化物水和物
商品名：スピリーバ
剤形：カプセル　18μg、レスピマット　1.25μg　2.5μg
用法・用量：
（カプセル）１日１回１カプセル　ハンディヘラーを用いて吸入

（レスピマット）2.5μg　1日1回　1回2吸入
※気管支喘息（適応があるのはレスピマットのみ）
　1.25μg　1日1回　1回2吸入。
　症状・重症度に応じて　2.5μg　1日1回　1回2吸入。

患者さんへの服薬指導のポイント

- 抗コリン薬は気道収縮がある時に有効性は示され、肺気腫の患者ではβ_2刺激薬以上の気管支拡張作用を示すといわれています。
- 慢性閉塞性肺疾患（慢性気管支炎、肺気腫）の気道閉塞性障害に基づく諸症状を改善します。
- レスピマットは正しい使い方で噴霧してください。
- カプセルは内服しないでください。
- 温度25℃以下のところで保存してください。（カプセル）

禁忌　（抗コリン薬共通）

- 閉塞隅角緑内障、前立腺肥大症

副作用（抗コリン薬共通）

主な副作用	症状	対策
口渇	口が渇く	うがい/シュガーレスガム・キャンディーの摂取
胃腸症状	吐き気、消化不良、便秘	減量/中止（便秘改善）
排尿障害	尿が出にくい、尿量が少ない	減量/中止
眼圧上昇	頭痛、見えにくい、充血	減量/中止

配合剤：長時間作用型β刺激薬（LABA）＋長時間作用型抗コリン薬（LAMA）

配合薬（LABA＋LAMA）	主な商品名
インダカテロールマレイン酸塩（オンブレス） グリコピロニウム臭化物（シーブリ）	ウルティブロ吸入用カプセル
ビランテロールトリフェニル酢酸塩 ウメクリジニウム臭化物（エンクラッセ）	アノーロエリプタ
オロダテロール塩酸塩 チオトロピウム臭化物水和物（スピリーバ）	スピオルトレスピマット
ホルモテロールフマル酸塩水和物（オーキシス） グリコピロニウム臭化物（シーブリ）	ビベスピエアロスフィア

配合剤：吸入ステロイド（ICS）＋長時間作用型β_2刺激薬（LABA）＋長時間作用型抗コリン薬（LAMA）

配合薬（ICS＋LABA＋LAMA）	主な商品名
フルチカゾンフランカルボン酸エステル（アニュイティ） ビランテロールトリフェニル酢酸塩 ウメクリジニウム臭化物（エンクラッセ）	テリルジーエリプタ
ブデソニド（パルミコート） ホルモテロールフマル酸塩水和物（オーキシス） グリコピロニウム臭化物（シーブリ）	ビレーズトリエアロスフィア

8 - 6 抗体製剤（生物学的製剤）

●○● 特 徴 ●○●

- 十分な喘息治療を行っていても、喘息増悪をきたす重症患者には抗体製剤（生物学的製剤）が使われるようになりました。
- 抗体製剤（生物学的製剤）治療は、喘息予防・管理ガイドライン2009にも記載されました。
- 高価な薬ということで適応条件が細かく設定されています。

分類	一般名	主な商品名	投与方法
抗IgE抗体	オマリズマブ	ゾレア注・注シリンジ	2〜4週ごとに皮下注
抗IL-5製剤	メポリズマブ	ヌーカラ皮下注用	4週ごとに皮下注
抗IL-5受容体α抗体	ベンラリズマブ	ファセンラ皮下注シリンジ	4週ごと（初期2カ月）以降8週ごとに皮下注
抗IL-4/13受容体抗体	デュピルマブ	デュピクセント皮下注シリンジ	2週ごとに皮下注

代表薬　デュピルマブ

一般名：デュピルマブ
商品名：デュピクセント
剤形：皮下注シリンジ300mg
用法・用量：初回600mg皮下注、その後1回300mgを2週ごとに皮下注。
対象：成人及び12歳以上の小児

患者さんへの服薬指導のポイント

- 抗IL-4/13受容体抗体（生物学的製剤）です。
- 難治性のアトピー性皮膚炎に使われていましたが、2019年3月から難治性の「気管支喘息」への適応が追加になりました。
- デュピクセントは2019年5月1日より在宅自己注射が可能になりました。
- 保存は冷所2～8℃。投与前に45分かけて室温に戻しておく必要があります。
- 使用中は生ワクチンの接種はできません。
- 注射部位紅斑、注射部位反応、結膜炎などがあらわれることがあります。
- 高額療養費制度の対象になる場合があります。

8 - 7 鎮咳薬

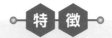

特徴

- 咳反射を惹起する咳中枢に作用し、咳反射を抑制します。
- 咳は異物や痰を排出するための反射であり生体防御反応の1つです。
- まず、咳の原因となっている異物や病変を明らかにすることが大事です。
- ただし、咳は膨大なエネルギー消費をすることから、患者の疲労、胸痛や肋骨骨折、不眠などのQOLを考慮して処方されます。

中枢性鎮咳薬

分類	一般名	主な商品名
麻薬性	コデインリン酸塩水和物	コデインリン酸塩（リンコデ）
	ジヒドロコデインリン酸塩	ジヒドロコデインリン酸塩
非麻薬性	デキストロメトルファン臭化水素塩水和物	メジコン
	ジメモルファンリン酸塩	アストミン
	ペントキシベリンクエン酸塩	ペントキシベリンクエン酸塩
	クロペラスチン	フスタゾール
	クロフェダノール塩酸塩	コルドリン
	ベンプロペリンリン酸塩	フラベリック
	チペピジンヒベンズ酸塩	アスベリン
	エプラジノン塩酸塩	レスプレン

配合剤	ジヒドロコデインリン酸塩＋dl-メチルエフェドリン塩酸塩＋クロルフェニラミンマレイン酸塩	フスコデ配合剤
		フスコデシロップ
	ジヒドロコデインリン酸塩＋エフェドリン塩酸塩＋塩化アンモニウム	セキコデシロップ

代表薬　コデインリン酸塩

一般名：コデインリン酸塩
商品名：コデインリン酸塩散1％
剤形：散　1％　10％、錠　5mg　20mg
用法・用量：1回2g、1日6gを経口投与。年齢、症状により
　　　　　　適宜増減。

患者さんへの服薬指導のポイント

● 各種呼吸器疾患における鎮咳・鎮静作用があります。

● 疼痛時における鎮痛・激しい下痢症状の改善します。

● 連用により薬物依存を生じることがあります。

● 投与量の急激な減少や中止により、退薬症候（あくび、くしゃみ、流涙、発汗、悪心・嘔吐、下痢、腹痛、散瞳、頭痛、不眠、不安、せん妄、振戦、全身の筋肉痛・関節痛、呼吸促迫等）が現れることがあります。

● 過量投与等で呼吸抑制（息切れ、呼吸緩慢、不規則な呼吸、呼吸異常等）が現れた場合には、投与を中止しましょう。処置：麻薬拮抗剤（ナロキソン、レバロルファン等）

● 眠気が伴うことがあるので車の運転や危険を伴う機械の操作等は行わないでください。

● 腸管からの水分吸収促進作用により便秘になりやすいので水分を

十分に取りましょう。

● コデイン類は2019年より12歳未満の小児は「禁忌」となりました。

副作用

主な副作用	症状	対策
消化器症状	悪心・嘔吐、食欲不振、口渇、便秘	減量/中止
精神神経症状	眠気、頭痛、めまい	減量/中止

食事との相互作用

食事	相互作用	主な症状
アルコール	コデインリン酸塩血中濃度↑	中枢抑制作用の増強
たばこ	代謝酵素誘導により コデインリン酸塩血中濃度↓	鎮咳作用の効果減弱

8 - 8 去痰薬

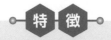

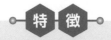

特　徴

- 痰の排出を促進するお薬です。痰は気管支や肺に入った異物などを取り除くために行われる生体防御反応の１つです。ただし、過剰な痰はのどを痛める原因や呼吸困難になることから、症状がひどい場合にお薬を服用します。痰に血液が混じっている場合やその量が多い場合は受診をすすめるなど注意が必要です。

去痰薬

分類	一般名	主な商品名
気道粘液潤滑剤	アンブロキソール塩酸塩	ムコサール
		ムコソルバン
気道粘液修復剤	L－カルボシステイン	ムコダイン
分泌細胞正常化薬	フドステイン	クリアナール
		スペリア
気道粘液溶解剤	L－エチルシステイン塩酸塩	チスタニン
気道分泌促進剤	ブロムヘキシン塩酸塩	ビソルボン

代表薬　カルボシステイン

一般名：カルボシステイン

商品名：ムコダイン

剤形：細粒　50％、錠剤　250mg　500mg、シロップ　5％

用法・用量：成人　1回500mg 1日３回。

　　　　　　幼・小児　1日30mg /kg 1日３回。

- 上気道炎（咽頭炎、喉頭炎）、急性気管支炎、気管支喘息、慢性気管支炎、気管支拡張症、肺結核に効果があります。
- 慢性副鼻腔炎の排膿をします。
- 痰の量が増えることがありますが、薬の作用によるものです。水分を十分に取りうがいをするなど、できるだけ痰を出すようにしましょう。
- 慢性副鼻腔炎の排膿作用があり、鼻汁を出しやすく鼻づまりや頭痛を改善する作用があります。
- 中耳炎で中耳に溜まった液を排出しやすくするお薬です。（小児）
- 副作用は少ないお薬ですが、重大な副作用に肝機能障害や皮膚粘膜眼症候群（スティーブンス・ジョンソン症候群）、中毒性表皮壊死症（ライエル症候群）などがあります。投与初期には注意しましょう。

副作用

主な副作用	症状	対策
消化器症状	悪心・嘔吐、食欲不振、胃部不快感、腹痛、下痢	減量/中止

豆知識

❖ 症状が強い場合

　症状が強い場合、ムコダインとムコソルバンなど作用機序の違う去痰剤を併用する場合があります。薬理作用の増強とともに、副作用も増強される場合があるので注意しましょう。

❖ ムコダインシロップ

　ムコダインシロップ（ドライシロップを水に懸濁）は酸性で

す。クラリスロマイシンドライシロップとの併用では苦みを増強させることがあるので、「一緒に混ぜないよう」服薬指導することが望ましいと思われます。

❖ 去痰作用についてまとめ

① 気道粘液潤滑剤

ブロムヘキシンの活性代謝物。肺胞表面活性物質（サーファクタント）の分泌を増加させて気道粘膜を潤滑化し、痰と気道粘膜の粘着性を低下させ去痰作用を発揮します。

② 気道粘液修復剤

異常な気道の分泌状態を修復して、分泌物の性状を正常な生理的気道液に近い状態に調整する作用を有します。また、気道粘膜の繊毛細胞の減少を抑制し繊毛運動の機能障害を改善します。慢性副鼻腔炎、浸出性中耳炎などにも使用されています。

③ 分泌細胞正常化薬

粘弾性が著しく低下している痰を正常化させ繊毛に輸送されやすい気道分泌液の状態にします。

④ 気道粘液溶解剤

気道粘液中の糖蛋白のジスルフィド結合（−S−S−）を開裂して痰の分子を小さくし、粘調度を低下させます。

⑤ 気道分泌促進剤

気道分泌液の増大、酸性糖蛋白（粘度に関与）を溶解することにより、痰の粘調度を低下させます。

分類	一般名	主な商品名
呼吸刺激薬(中枢)	ジモルホラミン	テラプチク注
呼吸刺激薬(末梢)	ドキサプラム塩酸塩水和物	ドプラム注
睡眠時無呼吸症候群	アセタゾラミド	ダイアモックス錠・末・注
未熟児無呼吸発作治療薬	無水カフェイン	レスピア静注・経口液
好中球エステラーゼ阻害薬	シベレスタットナトリウム水和物	エラスポール注[1]
新生児呼吸窮迫症候群治療薬	肺サーファクタント	サーファクテン気管注入用
肺血管拡張薬	一酸化窒素（NO）	アイノフロー（エア・ウォーター）[2]吸入用
特発性肺線維症治療薬	ニンテダニブエタンスルホン酸塩	オフェブカプセル
	ピルフェニドン	ピレスパ錠

※1 SIRSに伴う急性肺障害治療薬
※2 薬価未収載

代表薬　ニンテダニブ

一般名：ニンテダニブエタンスルホン酸塩
商品名：オフェブ
剤形：軟カプセル　100mg　150mg
用法・用量：1回150mgを1日2回、朝夕食後　状態により1回100mgに減量。

患者さんへの服薬指導のポイント

- オフェブは、低分子チロシンキナーゼ阻害剤で特発性肺線維症（IPF）に対する治療薬です。

- 2015年に承認され、2019年12月に「全身性強皮症に伴う間質性肺疾患」の適応も追加されています。

- 妊娠の可能のある女性は禁忌です。投与終了後少なくとも3カ月間は適切な避妊を行いましょう。

- 投与開始前に肝機能検査を行います。中等・高度肝機能障害の患者は、治療上やむを得ない場合を除き使用は避けてください。

- 肝機能障害が現れることがあります。倦怠感、発熱、黄疸、悪心・嘔吐、発疹、かゆみなどの症状が現れた場合は、医師や薬剤師に相談してください。

- 主な副作用は下痢や吐き気などの消化器症状です。対症療法などの適切な処置を行ったうえ、減量又は治療の中断を検討します。

- 吸湿性があるため、服用直前にシートから取り出して服用しましょう。

第**9**章

消化器系に作用する薬剤

　胃、大腸など消化器の疾患に使用する薬剤について取り扱います。

　H₂ブロッカー、PPI、その他の防御因子増強剤、鎮痙制嘔剤、健胃消化・整腸剤、下剤・下痢止め、炎症性腸疾患治療薬、過敏性腸症候群治療薬について説明します。

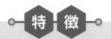

9-1 攻撃因子抑制薬

特徴

- 胃粘膜において攻撃因子（酸）を弱める薬です。胃粘膜上の胃酸分泌に関与するヒスタミン受容体を遮断することにより、胃酸の分泌を抑える薬です。

胃酸分泌抑制剤の作用機序

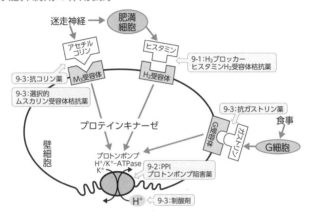

ヒスタミン H_2 受容体拮抗薬

一般名	主な商品名
シメチジン	タガメット
ラニチジン塩酸塩	ザンタック
ファモチジン	ガスター
ロキサチジン酢酸エステル塩酸塩	アルタット
ニザチジン	アシノン
ラフチジン	プロテカジン

代表薬　シメチジン

一般名：シメチジン

商品名：タガメット

剤形：細粒　20%、　錠剤　200mg　400mg、注射液　200mg　2mL

用法・用量：内服（胃潰瘍、十二指腸潰瘍、吻合部潰瘍、Zollinger-
　　　　　　Ellison症候群、逆流性食道炎、上部消化管出血）
　　　　　　1回200mg　1日4回（毎食後、就寝前）、　又は
　　　　　　1回400mg　1日2回（朝食後、就寝前）。

患者さんへの服薬指導のポイント

● 　自己判断で服用を中止せず、医師の指示通り服用を続けてください。

● 　胃酸分泌は夜間に亢進しますので夕食後・就寝前に忘れず服用しましょう。

● 　肝薬物代謝酵素P-450、CYP1A2、CYP2C9、CYP2D6、CYP3A4阻害作用があるため併用に注意しましょう。

● 　腎排泄の薬物のため腎障害のある患者では投与量に注意が必要です。

　クレアチニンクリアランス（mL/min）に対するタガメット投与量

　・0～4mL/min：1回200mg　1日1回（24時間間隔）

　・5～29mL/min：1回200mg　1日2回（12時間間隔）

　・30～49mL/min：1回200mg　1日3回（8時間間隔）

　・50mL/min以上：1回200mg　1日4回（6時間間隔）

● 　シメチジンは血液透析により除去されるため透析後の投与を行います。

● 　頻度は低いですが重大な副作用に肝機能障害や無顆粒球症、皮膚粘膜眼症候群（スティーブンス・ジョンソン症候群）、中毒性表皮

壊死症（ライエル症候群）などがあります。投与初期には注意しましょう。

● シメチジンはがん治療や帯状疱疹、石灰沈着症による関節炎などで適応外使用されることがあります。

副作用

主な副作用	症状	対策
過敏症	湿疹、蕁麻疹、かゆみ	中止
消化器症状	下痢・便秘	対症療法/中止
意識障害	せん妄、幻覚、うつ状態	減量/中止
肝機能障害	体がだるい、かゆみ、湿疹、黄疸	中止
内分泌障害	女性化乳房	中止

食事との相互作用

食事	事象	主な症状
コーヒー、紅茶（カフェイン）	カフェイン血中濃度↑	不眠・不安等
たばこ（喫煙）	十二指腸潰瘍再発率↑の報告あり	

9 - 2 プロトンポンプ阻害薬(PPI)

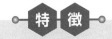

特　徴

胃酸分泌の最終過程で働く酵素（プロトンポンプ）の働きを抑えることにより胃酸の分泌を抑える薬です。強力な胃酸分泌抑制作用があります。

プロトンポンプ阻害薬（PPI）

一般名	主な商品名
オメプラゾール	オメプラール・オメプラゾン
ランソプラゾール	タケプロン
ラベプラゾールナトリウム	パリエット
エソメプラゾールマグネシウム水和物	ネキシウム

カリウムイオン競合型アシッドブロッカー（P-CAB）

一般名	主な商品名
ボノプラザンフマル酸塩	タケキャブ

代表薬　エソメプラゾールマグネシウム水和物

一般名：エソメプラゾールマグネシウム水和物

商品名：ネキシウム

剤形：カプセル　10mg　20mg

用法・用量：1回10〜20mg。

- 胃潰瘍、十二指腸潰瘍、吻合部潰瘍、逆流性食道炎、非びらん性胃食道逆流症（ネキシウムカプセル10mgのみ）、Zollinger-Ellison症候群、非ステロイド性抗炎症薬・低アスピリン投与時における胃潰瘍又は十二指腸潰瘍の再発を抑制します。

- 胃潰瘍、十二指腸潰瘍、胃MALTリンパ腫、特発性血小板減少性紫斑病、早期胃がんに対する内視鏡的治療後の胃におけるヘリコバクター・ピロリの除菌の補助をします。

- 自覚症状が良くなっても自己判断で中止せず、医師の指示通り服用を続けてください。「反射」を起こし症状が再燃することがあります。

- 胃酸分泌は夜間に亢進するので、忘れずに夕食後・就寝前に服用してください。

- エソメプラゾールは、オメプラゾールの鏡像異性体のうちS体だけを取り出したお薬です。

- 遺伝子多型があり、代謝能力の個人差が大きいCYP2C19によって代謝される肝代謝のお薬です。

- 頻度は低いものの重大な副作用に肝機能障害や無顆粒球症、皮膚粘膜眼症候群（スティーブンス・ジョンソン症候群）、中毒性表皮壊死症（ライエル症候群）などがあり、投与初期には注意しましょう。

- 抗HIV薬リルピビリン塩酸塩（エジュラント）、HIVプロテアーゼ阻害剤アタザナビル硫酸塩（レイアタッツ）は併用禁忌です。

副作用

主な副作用	症状	対策
消化器症状	下痢・便秘	対症療法/中止
肝機能障害	体がだるい、かゆみ、湿疹、黄疸	中止
口腔内症状	口内炎、カンジダ症、口渇	中止
意識障害	頭痛、錯感覚、傾眠、浮動性めまい	中止

食事との相互作用

食事	事象	主な症状
イチョウ葉エキス	酵素誘導による血中濃度↓	効果減弱
セントジョーンズワートエキス	酵素誘導による血中濃度↓	効果減弱

代表薬　ヘリコバクター・ピロリ除菌薬

用途	商品名（パック）	内容（1日量）
1次除菌	ラベキュア400	パリエット錠10mg　2T
		サワシリン錠250mg　6T
		クラリス錠200mg　2T
	ラベキュア800	パリエット錠10mg　2T
		サワシリン錠250mg　6T
		クラリス錠200mg　4T
	ボノサップ400	タケキャブ20mg　2T
		アモリンカプセル250mg　6cap
		クラリス錠200mg　2T
	ボノサップ800	タケキャブ20mg　2T
		アモリンカプセル250mg　6cap
		クラリス錠200mg　4T

2次除菌	ラベファイン	パリエット錠10mg 2 T
		サワシリン錠250mg 6 T
		フラジール内服錠250mg 2 T
	ボノピオン	タケキャブ20mg 2 T
		アモリンカプセル250mg 6 cap
		フラジール内服錠250mg 2 T

患者さんへの服薬指導のポイント

● 3種類（2種類の抗生剤と、PPI）の薬を組み合わせたもの。PPIは胃酸分泌を抑制し胃内のpHを上昇させることによって併用薬の抗菌作用を高めます。3剤同時に1日2回7日間投与します。

● ヘリコバクター・ピロリ除菌のための併用療法であるため、単独で使用せず、必ず同時に服用してください。

● 軟便・下痢・味覚異常が起こることがありますが、自己判断で中止せず、症状がひどいときは医師又は薬剤師にご相談ください。

● 二次除菌に使用するフラジール内服錠（メトロニダゾール）について

・アルデヒド脱水酵素を阻害作用があるため、二次除菌中はアルコールを避けてください。効果減弱と副作用が増強されることがあります。

・妊娠中（特に初期3カ月以内）は投与を避けましょう。

・尿が着色することがあります。腸内細菌によるニトロ基が還元されアゾキシ化合物形成されるからです。

副作用

主な副作用	症状	対策
消化器症状	下痢・軟便・悪心・味覚異常	軽度継続/血便等重度中止
過敏症	発疹・蕁麻疹・かゆみ	中止
肝障害	体のだるさ、かゆみ、黄疸症状	中止

※現在「胃潰瘍・十二指腸潰瘍」「早期胃がん内視鏡治療後の胃」「胃MALTリンパ腫」「特発性血小板減少性紫斑病」におけるヘリコバクター・ピロリ感染症の治療以外で除菌を希望される場合は、保険適応されず、自費診療でピロリ除菌を受けることになります。

その他の攻撃因子抑制薬についてまとめて解説します。

1 選択的ムスカリン受容体拮抗薬

特徴

● 消化管の働きを促進するアセチルコリンの働きを抑えることにより、消化管の運動や胃酸分泌を抑える薬です。

一般名	主な商品名
ピレンゼピン塩酸塩水和物	ピレンゼピン塩酸塩
チキジウム臭化物	チアトン

代表薬　ピレンゼピン塩酸塩水和物

一般名：ピレンゼピン塩酸塩水和物
商品名：ピレンゼピン塩酸塩「サワイ」「日医工」
剤形：錠剤25mg
用法・用量：1回1錠　1日3～4回。

患者さんへの服薬指導のポイント

● 急性胃炎、慢性胃炎の急性増悪期の胃粘膜病変（びらん、出血、発赤、付着粘液）並びに消化器症状の改善、胃潰瘍、十二指腸潰瘍に効果があります。

- 服用後、胃の痛みが改善されても医師の指示通り服用しましょう。
- 胃酸分泌は夜間に亢進しますので夕食後・就寝前に忘れずに服用しましょう。
- 頻度は少ないですが、重大な副作用に無顆粒球症やアナフィラキシー様症状の報告があるので初期投与には注意しましょう。
- 眼の調節障害を起こすことがあるので車の運転や危険を伴う機械の操作は避けましょう。
- 緑内障、前立腺肥大症の患者さんには慎重投与です。

副作用

主な副作用	症状	対策
過敏症	発疹	中止
消化器症状	口渇、便秘・下痢、悪心・嘔吐	対症療法/休薬

2 抗コリン薬

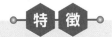

特 徴

消化管の働きを促進するアセチルコリンの働きを抑えることにより、消化管の運動や胃酸の分泌を抑える薬です。鎮痙薬として用いることが多く「 9 - 5 鎮痙・制吐剤」の項をご参照ください。

3 抗ガストリン薬

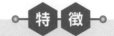

特徴

消化管粘膜の局所麻酔作用を持ち、プロトンポンプを活性化させるガストリンの放出を抑えて、胃腸の過剰な運動や胃酸の産生を抑制することで胃の痛みや吐き気、胃部不快感を改善するお薬です。

潰瘍治療に用いられていたプログルミド（プロミド）が2019年に販売中止になったため、潰瘍治療促進作用を持つ抗ガストリン薬はありません。

一般名	主な商品名
オキセサゼイン	ストロカイン

代表薬　オキセサゼイン

一般名：オキセサゼイン

商品名：ストロカイン

剤形：錠剤5mg、顆粒　5％

用法・用量：錠5mg：1日3～8錠　3～4回に分割投与。
　　　　　　顆粒5％：1日0.3～0.8g　3～4回に分割投与。

患者さんへの服薬指導のポイント

- 口の中がしびれることがあるため、噛みくだかず速やかに飲み込みましょう。
- ストロカインは酸性化で消化性粘膜の局所麻酔作用を発揮しま

す。
- 食道炎、胃炎、胃・十二指腸潰瘍、過敏性大腸症（イリタブルコロン）に伴う疼痛、悪心・嘔吐、胃部不快感等に効果があります。
- 中枢性副作用（頭痛や眠気、めまい、脱力）などが強く現れることがあるので長期の連続投与は避けましょう。

副作用

主な副作用	症状	対策
精神神経系	頭痛、眠気	減量/中止
消化器症状	便秘、食欲不振、口渇、のどの渇き	継続増強で減量/中止

4 制酸剤

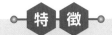
特 徴

- アルカリ性の薬物を服用することにより胃酸を中和し、胃酸の働きを抑え、胃粘膜を保護するお薬です。

一般名	主な商品名
乾燥水酸化アルミニウムゲル＋水酸化マグネシウム配合	マーロックス懸濁用配合
合成ケイ酸アルミニウム	合成ケイ酸アルミニウム「各社」
乾燥水酸化アルミニウムゲル	乾燥水酸化アルミニウムゲル「各社」
沈降炭酸カルシウム	沈降炭酸カルシウム「各社」、炭カル
炭酸水素ナトリウム	炭酸水素ナトリウム「各社」、重曹
水酸化マグネシウム	ミルマグ
酸化マグネシウム	酸化マグネシウム「各社」、マグミット

代表薬　乾燥水酸化アルミニウムゲル＋水酸化マグネシウム配合

一般名：乾燥水酸化アルミニウムゲル＋水酸化マグネシウム配合
商品名：マーロックス懸濁用配合顆粒
剤形：1.2 g包、500 g
用法・用量：1 日1.6g ～4.8g　数回に分割投与。

患者さんへの服薬指導のポイント

● 　胃・十二指腸潰瘍、胃炎、上部消化管機能異常における制酸作用と症状の改善します。

● 　大量の牛乳やカルシウム剤を一緒にとらないでください。高カルシウム血症になることがあります。

● 　鉄剤を併用するときは時間をあけてください。

● 　アルミニウム含有剤のため、腎機能の低下した患者さんへの長期投与に注意してください。

副作用

主な副作用	症状	対策
高Mg血症	悪心、口渇、血圧↓、脈が遅くなる、脱力	減量/中止
消化器症状	悪心・嘔吐、便秘・下痢	減量/休薬

豆知識

❖ 上部消化管X線検査

　バリウムを飲み、X線撮影をすることで、胃及び食道・十二指腸の一部を写し出します。臓器の形の変化や炎症、潰瘍などの異常がわかります。

9 - 4 防御因子増強薬

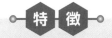

特 徴

粘膜を守る5つの働きによって胃粘膜を保護・修復するお薬です。

防御因子増強薬

分類	一般名	主な商品名
潰瘍病巣保護薬	スクラルファート水和物	アルサルミン
	アルギン酸ナトリウム	アルロイドG
組織修復促進薬	アルジオキサ	アルジオキサ
	エカベトナトリウム水和物	ガストローム
	水溶性アズレン・L-グルタミン	マーズレンS
粘液産生・分泌促進薬	テプレノン	セルベックス
	レバミピド	ムコスタ
	イルソグラジンマレイン酸塩	ガスロンN
胃粘膜微小循環改善薬	セトラキサート塩酸塩	ノイエル
	ソファルコン	ソロン
	スルピリド	ドグマチール
	ベネキサート塩酸塩ベータデクス	ウルグート
プロスタグランジン（PG）作用薬	ミソプロストール	サイトテック

9 防御因子増強薬

代表薬　レバミピド

一般名：レバミピド

商品名：ムコスタ

剤形：顆粒　20％、錠剤　100mg

用法・用量：胃潰瘍1回1錠（顆粒20％　0.5g）1日3回、朝、
夕及び就寝前服用。
急性胃炎・慢性胃炎の急性増悪期の胃粘膜病変（び
らん、出血、発赤、浮腫）の改善　1回1錠（顆粒
20％　0.5g）1日3回。

患者さんへの服薬指導のポイント

● 　レバミピド胃粘膜の血流改善作用、胃粘液の分泌を増加させる作
用を持ち、胃粘膜を修復して胃潰瘍や胃炎を改善します。

● 　一般的にプロトンポンプ阻害薬やH₂受容体拮抗薬に比べると潰
瘍に対する治療の効果は劣ります。

● 　頻度は低いものの重大な副作用にアナフィラキシー様症状や白血
球減少、肝機能障害などがありますので、投与初期には注意しまし
ょう。

副作用

主な副作用	症状	対策
過敏症	湿疹、蕁麻疹、かゆみ	中止
消化器症状	口渇、下痢・便秘	対症療法/中止

豆知識

❖ 防御因子増強作用とは？

① 潰瘍病巣部位保護作用

　潰瘍部を薬物が覆い、酸やペプシンの接触を防ぐ作用を持ち、胃液などの刺激から守ります。

② 組織修復促進作用

　病巣部分の肉芽形成を促進するなどにより、その部分の潰瘍部修復を早めます。

③ 粘膜分泌促進作用

　粘膜表面を潤している粘液自体に防御作用があり、粘液分泌を盛んにすることにより防御作用を強化します。

④ 粘膜微小循環改善作用

　粘膜は必要となる酸素やエネルギーを血液によって補っています。血液循環を胃粘膜の微小循環を強化することにより、防御機能を高めます。

⑤ プロスタグランジン（PG）作用

　少量のプロスタグランジンが、胃粘膜を防御する働きを持っています。

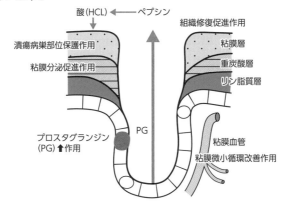

9-5 鎮痙・制吐剤

1 抗コリン薬（鎮痙剤）

∘━ 特 徴 ━∘

● 消化管の働きを促進するアセチルコリンの働きを抑えることにより、消化管の運動や胃酸の分泌を抑える薬です。

抗コリン薬（鎮痙剤）

一般名	主な商品名
ブチルスコポラミン臭化物	ブスコパン
プロパンテリン臭化物	プロ・バンサイン
ブトロピウム臭化物	コリオパン
チメピジウム臭化物水和物	セスデン
ジサイクロミン塩酸塩＋乾燥水酸化アルミニウムゲル＋酸化マグネシウム配合	コランチル

代表薬　ブチルスコポラミン臭化物

一般名：ブチルスコポラミン臭化物
商品名：ブスコパン
剤形：錠剤　20mg　注射液　20mg　1mL
用法・用量：1回1～2錠　1日3～5回。

- 胃・十二指腸潰瘍、食道痙攣、幽門痙攣、胃炎、腸炎、腸疝痛、痙攣性便秘、機能性下痢、胆嚢・胆管炎、胆石症、胆道ジスキネジー、胆嚢切除後の後遺症、尿路結石症、膀胱炎、月経困難症における痙攣並びに運動機能亢進の過剰な運動を抑え、腹痛の改善に用いられます。
- 眼の調節障害を起こすことがあるので、車の運転や危険を伴う機械の操作は避けましょう。
- 閉塞隅角緑内障、前立腺肥大症の患者さんには禁忌です。

副作用

主な副作用	症状	対策
口渇	口が渇く	うがい/シュガーレスガム・キャンディーの摂取
胃腸症状	吐き気、消化不良、便秘	減量/中止（便秘改善）
排尿障害	尿が出にくい、尿量が少ない	減量/中止
視調節障害	眼のかすみ、眩しい、見えにくい	減量/中止

2 消化管運動調整薬（制吐剤）

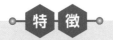

特　徴

　制吐剤には、嘔吐反射を止める作用が脳に働く中枢性制吐剤、胃に働く末梢性制吐剤、脳と胃の両方に働く中枢性・末梢性制吐剤があります。ナウゼリン、プリンペランはCTZに作用して脳のドパミンD$_2$受容体を遮断、ナウゼリン、ガナトン、ガスモチンは消化管上部に作用して嘔吐を抑えます。セレキノンは消化管壁に直接働きます。

消化管運動調整薬（制吐剤）

分類	一般名	主な商品名	
ドパミン系	ドンペリドン	ナウゼリン	中枢/末梢
	メトクロプラミド	プリンペラン	中枢
	イトプリド塩酸塩	ガナトン	末梢
セロトニン系	モサプリドクエン酸塩水和物	ガスモチン	末梢
オピオイド系	トリメブチンマレイン酸塩	セレキノン	末梢

代表薬　ドンペリドン

一般名：ドンペリドン

商品名：ナウゼリン

剤形：細粒・ドライシロップ１％、錠剤・ＯＤ錠　５mg　10mg、
　　　坐剤10mg　30mg　60mg

用法・用量：成人　１回10mg　１日３回食前。
　　　　　　小児　１日1.0〜2.0mg /kg　１日３回食前30mgまで。
　　　　　　　　　６歳以上は1.0mg /kg /日まで。

患者さんへの服薬指導のポイント

● 　慢性胃炎、胃下垂症、胃切除後症候群及び抗悪性腫瘍剤又はレボドパ製剤投与時の消化器症状に効果があります。

● 　ナウゼリンは催奇形性（動物実験で骨格・内臓異常の報告あり）があるので、つわり時にはできるだけ使用しないようにしましょう。

● 　ナウゼリンはプリンペランより血液−脳関門を通過しにくく、主に末梢で抗ドパミン作用を発揮しますが、乳幼児には錐体外路症状に注意しましょう。（３歳以下では７日以上の連用は避けること）

● 　車の運転や危険を伴う機械の操作は避けましょう。

● 　蠕動運動改善には食前服用が効果的です。

● 　経口困難時には、坐剤を投与します。効果発現時間が異なります。経口は30分程度、坐剤は1〜2時間程度です。

代表薬　メトクロプラミド

一般名：メトクロプラミド

商品名：プリンペラン

剤形：細粒　2％、シロップ　0.1%、錠剤　5㎎、注射液　10mg 2 mL

用法・用量：成人　1日10〜30㎎　2〜6錠2〜3回に分割 食前。

　　　　　　小児　0.5〜0.7mg /kg /日、シロップ　0.5〜0.7mL/kg 2〜3回に分割　食前。

患者さんへの服薬指導のポイント

● 　胃炎、胃・十二指腸潰瘍、胆嚢・胆道疾患、腎炎、尿毒症、乳幼児嘔吐、薬剤（制がん剤、抗生物質、抗結核剤、麻酔剤）投与時、胃内・気管内挿管時、放射線照射時、開腹術後における消化器機能異常（悪心・嘔吐、食欲不振、腹部膨満感）に効果があります。

● 　X線検査時のバリウムの通過促進します。

● 　プリンペランはナウゼリンより血液─脳関門BBBを通過しやすいため錐体外路障害が出やすいので、特に小児には注意しましょう。

● 　車の運転や危険を伴う機械の操作は避けましょう。

● 　蠕動運動促進、食後の胃内食物滞留時間減少には食前服用が効果的です。

副作用

ナウゼリン、プリンペラン共通

主な副作用	症状	対策
消化器症状	下痢・便秘、腹痛	減量/中止
錐体外路症状	筋肉のこわばり、手足のふるえ、首のねじれやつっぱり、眼球が上向く	中止/抗パーキンソン薬投与
乳汁分泌・女性化乳房	乳汁が出る、男性が女性のように乳房が出てくる	中止

豆知識

❖ その他の制吐剤について

　抗がん剤治療の副作用である強い吐き気や嘔吐には、脳神経の特別な部位に働く5-HT$_3$受容体拮抗剤やニューロキニン１（NK$_1$）受容体拮抗薬と呼ばれる制吐剤が使われるようになり、以前より激しい吐き気や嘔吐をかなり抑制できるようになりました。

分類	一般名	主な商品名
5-HT$_3$受容体拮抗薬	オンダンセトロン	オンダンセトロン
	グラニセトロン塩酸塩	カイトリル
	アザセトロン塩酸塩	アザセトロン
	パロノセトロン塩酸塩	アロキシ
	ラモセトロン塩酸塩	ナゼア
NK$_1$(ニューロキニン１)受容体拮抗薬	アプレピタント	イメンド
	ホスアプレピタントメグルミン	プロイメンド

9－6 健胃消化・整腸薬

1 健胃消化薬（消化酵素）

―● 特 徴 ●―

● 健胃消化薬は、食物の消化を助け消化不良を改善するお薬です。

健胃消化酵素薬

一般名	主な商品名	消化対象
ジアスターゼ	ジアスターゼ「各社」	炭水化物
パンクレアチン	パンクレアチン「各社」	でんぷん、蛋白質、脂肪
サナクターゼM・プロクターゼ・オリパーゼ2S・メイセラーゼ・膵臓性消化酵素TA	エクセラーゼ	でんぷん、蛋白質、脂肪、繊維素
セルロシンAP・ジアスメン・ジアスターゼ・オノテース・モルシン・ボンラーゼ・パンクレアチン・ポリパーゼ・オノプローゼA	タフマックE	でんぷん、蛋白質、脂肪、繊維素
濃厚パンクレアチン・リパーゼＡP_6・ビオヂアスターゼ1000・セルラーゼＡP_3	ベリチーム	でんぷん、蛋白質、脂肪、繊維素

健胃消化酵素薬＋制酸剤

一般名	主な商品名
タカヂアスターゼ・ショウキョウ・カンゾウ・その他の芳香苦味生薬・その他（メタケイ酸アルミン酸マグネシウム・炭酸水素ナトリウム・沈降炭酸カルシウム）	S・M散

代表薬　ジアスターゼ

一般名：ジアスターゼ

剤形：原末

用法・用量：1回0.3～0.5g　1日3回食後

患者さんへの服薬指導のポイント

- でんぷんの分解を促進する消化酵素、アミラーゼとも呼ばれます。大根の根、やまいもなどの食品に多く含まれています。

2 整腸薬

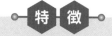

特　徴

- 下痢、便秘など体調を崩したときに腸にとって有用な菌を補い、腸内菌叢の異常によって起こる様々な症状を改善するお薬です。

整腸薬

一般名	主な商品名
ラクトミン	ビオフェルミン配合
ビフィズス菌	ラックビーN
耐性乳酸菌	レベニン、ビオフェルミンR、ラックビーR
酪酸菌	ミヤBM
ラクトミン・ビフィズス菌	レベニンS
ラクトミン・酪酸菌	ビオスリー

代表薬　ビオフェルミン配合

成分：1g中にラクトミン6mg糖化菌　4mg含有
商品名：ビオフェルミン配合
剤形：配合散　0.6%
用法・用量：1日3～9g（錠剤　3～6錠）　3回に分割

患者さんへの服薬指導のポイント

● 乳酸菌製剤は胃酸に弱いため空腹時（pH 1～2）より食後（pH 4～5）のほうが死滅せず腸に移行しやすいため効果的です。

● アミノフィリン、イソニアジドと配合で着色することがあります。

● 耐性乳酸菌製剤は、抗生剤（ペニシリン、セファロスポリン、アミノグリコシド、マクロライド、テトラサイクリン、ナリジクス酸等）処方時併用しないと保険上、適応外となる場合があります。

副作用

主な副作用	症状	対策
消化器症状	お腹が張る	休薬/中止

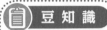
豆知識

❖ 消化管ガス駆除剤について

　ジメチコン（商品名ガスコン）は胃腸管内のガスに起因する腹部膨満症状を改善します。胃腸の中のガスを消します。注意すべき副作用として、軟便、胃部不快感、下痢、腹痛がありますので、対策としては休薬または中止します。

❖ プロバイオティクスについて

　「消化管内の菌叢を改善し、宿主に有益な作用をもたらしうる有用な微生物と、それらの増殖促進物質」といわれています。下痢・便秘などで病原菌や腐敗菌などが増え、崩れてしまった腸内菌叢を元の正常な状態に戻すために使われる乳酸菌製剤もプロバイオティクスの１つです。プロバイオティクスをとるための食品といえば、ヨーグルトです。しかし、乳酸菌にはたくさん種類があり、その菌によって期待できる効果は様々です。また、日本の伝統食品であるみそ、しょうゆ、漬物、甘酒なども乳酸や酵素の発酵により作られるためプロバイオティクスの１つです。

商品名	菌種	主な菌種の作用
ブルガリアヨーグルト【明治】	ＬＢ81乳酸菌	整腸作用皮膚機能の改善等
ヨーグルトＲ１【明治】	1073R-1 乳酸菌	免疫機能活性化、風邪やインフルエンザ予防等
ソフール【ヤクルト】	カゼイ・シロタ株	免疫力アップ等
プロビオヨーグルト【明治】	LG21乳酸菌	ピロリ菌を抑制等
ナチュレ恵【雪印】	ガセリ菌SP株	腸内環境改善効果、内臓脂肪の減少等
ダノンビオ【DANONE】	ビフィズス菌BE80	便秘の改善等

ビヒダスヨーグルト【森永】	ビフィズス菌BB536	花粉症、免疫力アップ等
おなかへGG【タカナシ乳業】	LGG乳酸菌	整腸作用等
おなかで増える【メイトー】	ビフィズス菌LKM512	アトピー性皮膚炎、腸管バリア機能増強等
ネスレLCヨーグルト【ネスレ】	LC1乳酸菌	ピロリ菌の減少等
カスピ海ヨーグルト	クレモリス菌	便秘改善、免疫力アップ等

フェカリス菌FK-23、L-92乳酸菌など様々なサプリメントも販売されています。詳細、作用などについては各製品のホームページなどでご確認ください。

参考：各メーカー・国立健康・栄養研究所　商品詳細ページ

9

健胃消化・整腸薬

9 - 7 下剤・下痢止め

1 下剤（塩類・大腸刺激）

特徴

下剤は腸管内に水分を移行させ腸管内容物を軟化・増大（ウォータリング効果）させ、その刺激により排便させる塩類下剤と、大腸の粘膜を刺激して蠕動運動を活発にし、便通をよくする大腸刺激性下剤に分けられます。

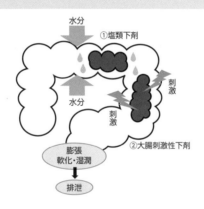

下剤（塩類・大腸刺激）

分類	一般名	主な商品名
塩類下剤	酸化マグネシウム	酸化マグネシウム「各社」
		マグミット
	マクロゴール400・ナトリウム・カリウム配合	モビコール

大腸刺激性下剤	センナ	アローゼン
	センノシドA、B	プルゼニド
	ピコスルファートナトリウム	ラキソベロン

代表薬　酸化マグネシウム製剤

一般名：酸化マグネシウム製剤

商品名：マグミット

剤形：細粒83%、錠剤200mg　250mg　330mg　500mg

用法・用量：制酸剤；1日0.5～1.0g　数回に分割投与。

　　　　　　緩下剤；1日2g食前か食後1日3回or就寝前に1
　　　　　　日1回。

患者さんへの服薬指導のポイント

● 　服用中は水やお茶など水分を多めにとってください。

● 　便通に合わせて調節しましょう。

● 　大量の牛乳やカルシウム剤を一緒にとらないでください。(高カ
ルシウム血症に注意)

● 　高マグネシウム血症が現れることがあるので腎機能の低下した患
者さんへの投与は注意しましょう。

● 　鉄剤を併用するときは間をあけてください。(吸収排泄に影響あ
り)

代表薬　1g中センナ577.9mg＋センナジツ385.3mg

成分名：1g中センナ577.9mg＋センナジツ385.3mg

商品名：アローゼン

剤形：0.5　1g

用法・用量：1回0.5～1.0g　1日1～2回

患者さんへの服薬指導のポイント

● 服用中は水やお茶など水分を十分にとってください。

● 便通に合わせて調節しましょう。

● 尿の色が黄褐色または赤色に着色することがあります。

● 子宮収縮を誘発して流早産の危険があるため、妊婦への投与は原則禁忌です。

副作用

主な副作用	症状	対策
消化器症状	下痢、お腹の張り、腹痛、悪心・嘔吐	調節
過敏症状	発疹	中止
低K血症	血圧↑、脈が乱れる、筋力低下、筋肉痛、痙攣、麻痺	K補正等処置

その他の下剤

分類	一般名	主な商品名
腸管洗浄剤 (検査前などに使用)	クエン酸マグネシウム	マグコロール・マグコロールP
	カリウム・ナトリウム配合	ニフレック配合内用剤
	リン酸二水素ナトリウム一水和物・無水リン酸水素二ナトリウム	ビジクリア配合錠
	カリウム・ナトリウム・アスコルビン酸配合	モビプレップ配合内用剤
	ピコスルファートナトリウム水和物・酸化マグネシウム・無水クエン酸配合	ピコプレップ配合内用剤
浣腸薬	グリセリン	グリセリン浣腸「各社」・ケンエー G
坐薬	炭酸水素ナトリウム・無水リン酸二水素ナトリウム	新レシカルボン坐剤

代表薬　ニフレック（商品名）

成分名：1袋中、塩化ナトリウム2.93g、塩化カリウム1.485g、
　　　　炭酸水素ナトリウム3.37g、無水硫酸ナトリウム11.37g
　　　　（添加物として、マクロゴール4000、サッカリンナトリ
　　　　ウム水和物、香料を含有）

商品名：ニフレック

剤形：配合内用剤　137.155g　1袋

用法・用量：本品1袋を水に溶解して約2Lとし、溶解液とする。
　　　　　　1回溶解液2〜4Lを1時間あたり約1Lの速度で
　　　　　　経口投与。
　　　　　　排泄液が透明になった時点で終了。

患者さんへの服薬指導のポイント

● 　腸内視鏡検査、バリウム注腸X線造影検査及び大腸手術時の前処
置における腸管内容物の排除します。

● 　大腸内視鏡検査前処置の場合は、検査予定の約4時間前より、大
腸手術前処置の場合は昼食後約3時間以上経過した後投与すること
になっていますので、検査前に医師の指示に従って服用しましょ
う。

● 　腸管内圧上昇による腸管穿孔防止のため、排便、腹痛等の状況を
確認しながら慎重に投与します。

● 　胃腸管閉塞症及び腸閉塞、腸管穿孔、中毒性巨大結腸症の患者さ
んは禁忌です。

副作用

主な副作用	症状	対策
消化器症状	吐き気・嘔吐、お腹が張る、腹痛	休薬/中止
精神神経症状	めまい・ふらつき感、冷感	休薬/中止
電解質異常	高マグネシウム：吐き気、嘔吐・脈↓・筋力低下、意識↓・眠気、 低ナトリウム：意識↓・頭痛・吐き気、嘔吐・痙攣	電解質補正

新機序の便秘薬

分類	一般名	主な商品名
粘膜上皮機能変容薬	ルビプロストン	アミティーザ
胆汁酸トランスポーター （IBAT）阻害薬	エロビキシバット水和物	グーフィス
オピオイド誘発性便秘治療薬	ナルデメジントシル酸塩	スインプロイク

代表薬　ルビプロストン

一般名：ルビプロストン
商品名：アミティーザカプセル
剤形：カプセル　12μg　24μg
用法・用量：1回24μg　1日2回朝夕食後。

患者さんへの服薬指導のポイント

- 腸管内への水分の分泌を増加させ、便を柔らかくし、排便を促進するお薬です。
- 投与前に消化管閉塞（イレウス）がないか確認しましょう。
- 妊娠の可能性のある女性には禁忌です。
- 悪心などの胃腸障害は投与初期に多いといわれています。
- 高齢者にも比較的安全に使用できるお薬ですが、中等・重度の肝

248

障害、重度の腎障害患者には１日１回24μgから開始します。

代表薬　エロビキシバット水和物

一般名：エロビキシバット水和物

商品名：グーフィス錠

剤形：錠剤　5 ㎎

用法・用量：１回10mg　１日１回　食前　１日15mgまで。

患者さんへの服薬指導のポイント

- 胆汁酸トランスポーターを阻害することで回腸での胆汁酸の再吸収を抑制。

  →大腸に胆汁酸量が増加することで大腸管腔内への水分分泌、消化管運動を促進させ、排便を促すお薬です。

- 食事の影響を受けるお薬です。必ず食前に服用しましょう。

- 投与前に消化管閉塞（イレウス）がないか確認しましょう。

- ウルソなどの胆汁酸製剤と併用すると、胆汁酸製剤の効果が減弱することがあるので注意しましょう。

- 起こりやすい副作用は、腹痛、下痢です。

2 下痢止め

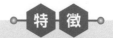

小腸の粘膜からの水分吸収が低下したり、大腸の蠕動運動が異常に活発になり水分量の調節機能に障害が起きた時に便中の水分が増加して下痢や軟便を起こします。急性の場合、暴飲暴食、寝冷え、アレルギー、ストレス等による非感染性や細菌による感染が原因です。不規則な生活やストレスが原因で3週間以上継続・再発を繰り返す過敏性腸症候群やがん、ポリープ、潰瘍性腸炎など腸の病気、抗生物質による副作用もあります。止瀉剤は栄養障害や脱水等のリスク回避のため、対症療法として使われます。

下痢止め

一般名	主な商品名	作用
タンニン酸アルブミン	タンニン酸アルブミン「各社」	収れん作用（腸管内で分解されたタンニン酸が腸粘膜を覆い、過剰な運動を抑制する）
天然ケイ酸アルミニウム	アドソルビン	吸着作用（胃・腸管で異常有害物質や過剰な水分・粘液を吸着・除去する）
ロペラミド塩酸塩	ロペミン	消化管輸送能・蠕動運動抑制作用、水分吸収促進作用

代表薬　ロペラミド塩酸塩

成分名：ロペラミド塩酸塩

商品名：ロペミン

剤形：細粒　0.1%、　カプセル　1 mg

用法・用量：成人　下痢症　1日1〜2mg　1〜2回に分割投与。

患者さんへの服薬指導のポイント

● 継続服用で便秘になることがあるので便通に合わせて服用しましょう。

● 脱水症状にならないようにイオン入り飲料水等を補給しましょう。

● 出血性大腸炎、抗生物質の投与に伴う偽膜性大腸炎の患者は禁忌です。

● 低出生体重児、新生児〜6カ月未満禁忌。6カ月〜2歳未満原則禁忌です。

副作用

主な副作用	症状	対策
消化器症状	お腹が張る、腹部不快感、悪心、消化不良	減量/中止
肝障害	黄疸、嘔気、食欲不振、かゆみ、倦怠感	減量/中止

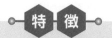

特徴

大腸の炎症を抑え、下痢や血便・腹痛などを改善するお薬です。炎症性腸疾患（IBD）は慢性持続性の腸炎を起こす難病です。いまだ病因不明の疾患群で、潰瘍性大腸炎（UC）とクローン病（CD）が代表的です。

潰瘍性大腸炎薬　5-アミノサリチル酸（5-ASA）製剤内服

一般名	主な商品名	作用・特徴
サラゾスルファピリジン	サラゾピリン	腸内で5-アミノサリチル酸とスルファピリジンに分解され5-アミノサリチル酸が大腸の炎症部位に直接作用し抗炎症作用を発揮します。
メサラジン	ペンタサ	大腸・小腸の炎症細胞から放出される活性酸素を除去し、ロイコトリエン生合成を抑制し抗炎症作用を発揮します。クローン病にも適応あり
	アサコール	pH依存型放出調節製剤。pH7以上の下部消化管（回腸末端〜大腸）に到達してから、有効成分が放出されます。適応は潰瘍性大腸炎のみ
	リアルダ	外側はpH依存性でさらに基材、マルチマトリックスに5-アミノサリチル酸が溶け込んでいてゆっくり放出される。適応は潰瘍性大腸炎のみ

ステロイド　内服

一般名	主な商品名	作用・特徴
ブデソニド	ゼンタコート カプセル	適応はクローン病のみ

※サラゾスルファピリジンやメサラジン等は主に潰瘍性大腸炎活動期の軽度から中等度、また寛解期に用いられます。

代表薬　メサラジン

一般名：メサラジン

商品名：アサコール

剤形：錠剤　400mg

用法・用量：成人1日2,400mgを3回に分けて食後経口投与

活動期には、1日3,600mgを3回に分けて食後経口投与

患者さんへの服薬指導のポイント

● 大腸の炎症を抑え、下痢や血便・腹痛などを改善するお薬です。

● 本剤は放出調節製剤であるため、噛まずに服用しましょう。

● 便中に茶色い錠剤の破片がみられる場合がありますが心配いりません。

● メサラジンは温度・湿度・光に対し色調変化を受けやすいため、服用直前にシートから錠剤を取り出して服用しましょう。

副作用

主な副作用	症状	対策
消化器症状	腹痛・下痢、下血・血便	減量/中止
過敏症	発疹、かゆみ	減量/中止

潰瘍性大腸炎薬　注腸療法

分類	一般名	主な商品名	特徴
5-アミノサリチル酸製剤	メサラジン	ペンタサ注腸	炎症を抑える作用のある5-アミノサリチル酸が大腸下部の炎症部位に直接作用します。
ステロイド	ベタメタゾンリン酸エステルナトリウム	ストロネマ注腸	炎症を抑える強い作用のあるステロイドが大腸の炎症部位（潰瘍）に直接作用。一部は体内に吸収されて間接的に作用します。
	プレドニゾロンリン酸エステルナトリウム	プレドネマ注腸	
	ブデソニド	レクタブル注腸フォーム	

代表薬　メサラジン

一般名：メサラジン
商品名：ペンタサ注腸
剤形：注腸液　1g　100mL
用法・用量：成人には1日1個（メサラジンとして1g）、直腸内注入。

患者さんへの服薬指導のポイント

● 　大腸下部の炎症は、頻回の下痢や下血の原因となることが多く、QOL低下を招きます。注腸療法は、肛門から液体の薬を大腸内に注入することから炎症部位へ直接薬を届けることができ、また全身性の副作用を軽減することができます。

● 　薬液が冷たいと腸を刺激しますので、冬などで室温が低い場合は、適温のお湯につけ、体温程度に温めてからご使用ください。

● 　挿入しづらい場合はノズルやカテーテルの上部に潤滑剤（ワセリ

ン、オリーブ油等）を塗ってご使用ください。

豆知識

❖ 注腸方法について

●挿入時の体位

左腰を下にした体位が基本。立った姿勢やトイレで座った姿勢での挿入は、直腸粘膜を傷つける可能性があります。必ず左腰を下にして横になり、挿入してください。

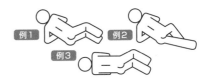

●挿入と薬液の注入

挿入前に、薬液がこぼれないように混ぜて、白い懸濁液としてください。

① 肛門からノズル（カテーテル）をゆっくり無理せず慎重に挿入します。

② 容器を握りしめながら、はじめは強めに薬液の注入を開始し、1分程度かけてゆっくり注入します。

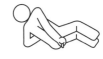

③ 注入後、容器を握りしめたまま、ゆっくりと引き抜きます。

●体位変換：下行結腸（脾彎曲）まで到達させるため

充分な効果を得るためには、注入した薬液をできるだけ長い時間大腸に保持しておくことが大切です。医師の指示のもと必要に応じて行いましょう。

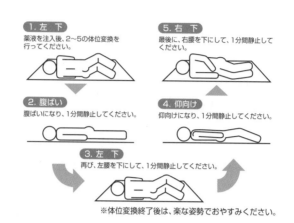

1. 左下
薬液を注入後、2〜5の体位変換を
行ってください。

2. 腹ばい
腹ばいになり、1分間静止してください。

3. 左下
再び、左腰を下にして、1分間静止してください。

4. 仰向け
仰向けになり、1分間静止してください。

5. 右下
最後に、右腰を下にして、1分間静止して
ください。

※体位変換終了後は、楽な姿勢でおやすみください。

免疫抑制剤

分類	一般名	主な商品名
カルシニューリン阻害薬	タクロリムス水和物	プログラフ
JAK阻害薬	トファシチニブクエン酸塩	ゼルヤンツ

生物学的製剤

分類	一般名	主な商品名
TNFα阻害薬	インフリキシマブ	レミケード
	アダリムマブ	ヒュミラ
	ゴリムマブ	シンポニー
$\alpha_4\beta_7$インテグリン阻害薬	ベドリズマブ	エンタイビオ
IL-12/23阻害薬	ウステキヌマブ	ステラーラ

※重症度・病型・病態などによりそれぞれ治療法が異なりますが、中
等度〜重度には免疫抑制剤や生物学的製剤が使われます。

代表薬　ゴリムマブ

一般名：ゴリムマブ（遺伝子組換え）
商品名：

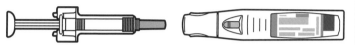

シンポニー皮下注50mg
シリンジ

シンポニー皮下注50mg
オートインジェクター

用法・用量：【潰瘍性大腸炎】
　　　　　　初回投与時に200mg、2週後に100mgを皮下注射する。
　　　　　　6週目以降は100mgを4週に1回、皮下注射する。

患者さんへの服薬指導のポイント

- この薬は、体内で異常に増えているTNFαという物質の働きを抑えることにより、症状を改善します。
- 結核、肺炎、敗血症を含む重篤な感染症及び脱髄疾患、多発性硬化症の発現や悪化に注意が必要です。
- この薬を使用する前に結核感染の有無を確認する検査を行います。結核に感染したことのある人、および感染が疑われる人は、抗結核薬を使用したうえでこの薬を使用します。
- B型肝炎ウイルスの感染の有無を確認するために、この薬を使用する前に、血液検査を行います。
- 投与中は生ワクチンは接種できません。
- 2020年4月から潰瘍性大腸炎治療においても在宅自己注射が可能になりました。

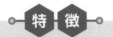

特　徴

　検査を行っても炎症や潰瘍など器質的な病変が認められない
にもかかわらず、大腸の運動や分泌機能の異常で起こる過敏性
腸症候群による下痢や便秘、ガス過多による下腹部の張りなど
を改善するお薬です。

過敏性腸症候群治療薬

一般名	主な商品名	作用・特徴
メペンゾラート臭化物	トランコロン	消化管の働きを促進するアセチルコリンの働きを抑え消化管運動を抑えます。（抗コリン作用）
トリメブチンマレイン酸塩	セレキノン	消化管壁に直接働き消化管運動を整えます。（消化管平滑筋直接、胃・腸運動調律作用）
ポリカルボフィルカルシウム	コロネルポリフル	胃内でカルシウムを遊離しポリカルボフィルとなり、小腸や大腸等の中性条件下で高い吸水性を示し、膨潤・ゲル化します。（消化管内水分保持作用・消化管内容物輸送調節作用）
ラモセトロン塩酸塩	イリボー	セロトニンが腸管にある特定部位（5-HT$_3$受容体）に結合するのを阻害して（男性の）腹痛を伴う下痢症状を改善します。（5-HT$_3$受容体拮抗作用）
リナクロチド	リンゼス	便秘型過敏性腸症候群に使用。グアニル酸シクラーゼC受容体を刺激し、腸管内の水分量を増やし、便を柔らかくします。（グアニル酸シクラーゼC受容体作動作用）

代表薬　ポリカルボフィルカルシウム

一般名：ポリカルボフィルカルシウム

商品名：コロネル

剤形：細粒　83.3%、錠剤　500mg

用法・用量：1日量1.5〜3.0g（錠剤　3〜6錠、細粒　1.8〜3.6g）
3回に分けて、食後に水とともに経口投与。

患者さんへの服薬指導のポイント

● 過敏性腸症候群における便通異常、消化器症状を改善します。

● 服用後に途中でつかえた場合に、膨張して喉や食道を閉塞する可能性があるので、十分量（コップ1杯程度）の水とともに服用しましょう。

● カルシウム剤や活性型ビタミンDを含む製剤や健康食品とは一緒に摂らないでください。高カルシウム血症のおそれがあります。

● 通常2週間で症状の改善が認められない場合、長期にわたって漠然と使用しないでください。

● 下痢状態では1日1.5gでも効果が得られているので、下痢状態の場合には1日1.5gから投与を開始しましょう。

● 急性腹部疾患、高カルシウム血症、腎結石、腎不全、術後イレウス等の胃腸閉塞を引き起こすおそれのある患者さんには禁忌です。

副作用

主な副作用	症状	対策
消化器症状	嘔気・嘔吐、下痢、便秘、口渇、腹部膨満感	減量/中止
過敏症	発疹、かゆみ	減量/中止

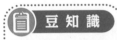

❖ 脳と腸の相関について

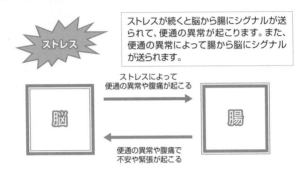

ストレスが続くと脳から腸にシグナルが送られて、便通の異常が起こります。また、便通の異常によって腸から脳にシグナルが送られます。

ストレスによって
便通の異常や腹痛が起こる

脳

腸

便通の異常や腹痛で
不安や緊張が起こる

代表薬　ラモセトロン塩酸塩

一般名：ラモセトロン塩酸塩
商品名：イリボー
剤形：錠剤　2.5μg　5μg
　　　OD錠　2.5μg　5μg
用法・用量：男性　1回5μg　1日1回　10μgまで。
　　　　　　女性　1回2.5μg　1日1回　5μgまで。

患者さんへの服薬指導のポイント

● 　下痢型過敏性腸症候群に効果があります。

● 　女性は男性に比べ便秘、硬便の発生頻度が高いため低用量になっています。

● 　頻度は低いですが、重大な副作用に虚血性大腸炎、重篤な便秘があるので初期投与には注意しましょう。

● 　CYP1A2阻害作用を有するフルボキサミン（デプロメール、ルボ

ックス）との併用により、本剤の血中濃度が上昇する可能性があります。

● 腹痛の悪化や血便、硬便が続くときは医師または薬剤師にご相談ください。

● 症状が安定している場合は、服用後3カ月を目安に治療を続けるか医師と相談しましょう。

副作用

主な副作用	症状	対策
消化器症状	腹部膨満、腹痛、上腹部痛	減量/中止
便秘、硬便	便が出ない、コロコロ便	休薬/3日以上継続で中止

コラム❺ Column 過敏性大腸炎（IBS）について

　腸や血液検査で明らかな異常所見（器質的異常）が認められないにもかかわらず、腹痛や腹部の不快感を伴って、便秘や下痢が長く続く疾患です。

　以前は過敏性大腸炎といわれていましたが、小腸を含めた腸全体に機能異常があることがわかり、過敏性腸症候群と呼ばれるようになりました。

　発症年齢は20〜40代に多く、男：女＝１：1.6で、便通の状態により、便秘型、下痢型、交代型の３つに分類されます。男性では下痢型、女性では便秘型が多い傾向にあります。

(1)　**下痢型**：急に起こる下痢が特徴。突然おそってくる便意が心配で、通勤や通学、外出が困難になることも。またその不安こそがさらに病状を悪化させます。

(2)　**便秘型**：腸管が痙攣を起こすことで便が停滞してしまい、水分が奪われ、うさぎの糞のようにコロコロになり、排便が困難になります。

(3)　**交代型**：下痢と便秘を交互に繰り返します。

　原因はわかっていませんが、消化管運動異常、消化管知覚過敏、心理的異常の３つが認められます。ストレスは、症状を悪化させる要因です。

　病気自体が命に関わることはありませんが、経過が長く完全に治ることが少ないため、症状の完全な消失にこだわらず、日常生活の中で病気とうまく付き合っていくことが大切です。

第10章

肝、胆、膵疾患の薬剤

　　肝臓、胆嚢、膵臓の疾患に使用する薬剤について取り扱います。

　　インターフェロン製剤、抗肝炎ウイルス薬、肝機能改善薬・胆石溶解薬、蛋白分解酵素阻害薬について説明します。

10-1 インターフェロン製剤

● インターフェロン（以下IFN）は、蛋白質を主成分とするサイトカインの一種です。IFNにはα型とβ型が存在し、α型は筋肉注射または皮下注射、β型は静脈内注射を行います。α型とβ型で治癒率の差は認められません。

● B型肝炎：50歳以下の慢性肝炎に対しては、HBe抗原の有無やゲノムタイプにかかわらず、PEG-IFN治療が行われます。

　IFN治療で効果がない場合は核酸アナログ製剤（10-2参照）が使われます。

● C型肝炎：以前はインターフェロン注射薬を基本にした治療が行われていましたが、副作用も多く効果も不十分でした。

　その後、直接作用型抗ウイルス薬（DAA）をPEG-IFN、リバビリンと併用する3剤療法が行われ、治療効果が格段に高まりましたが、現在ではDAAだけのIFNフリー治療が中心となり、IFN治療はほとんど行われなくなっています。

一般名	主な商品名
インターフェロンアルファ（IFNα）	スミフェロン
インターフェロンベータ（IFNβ）	フエロン
ペグインターフェロンアルファ-2a（PEG-IFNα2a）	ペガシス
ペグインターフェロンアルファ-2b（PEG-IFNα2b）	ペグイントロン

ペグインターフェロンα-2b

一般名：ペグインターフェロンα-2b

商品名：ペグイントロン

剤形：皮下注射用　添付注射用蒸留水0.7mLに溶解した場合、50
　　　μg/mL　100μg/mL　150μg/mL

用法・用量：リバビリンと併用し、1回1.5μg/kg　週1回皮下注
　　　　　　射。
　　　　　　セログループ1で　血中HCV　RNA最高値は48週
　　　　　　間。
　　　　　　24週間以上で効果がない場合は中止考慮。
　　　　　　それ以外は24週間。

特徴：従来のイントロンAをポリアチレングリコールで結合させ、
　　　血中半減期が長くなり、週1回投与を可能にした製剤で
　　　す。

患者さんへの服薬指導のポイント

● 　ペグインターフェロンα-2bは、血中半減期の長い薬剤で週1
回の投与で治療が可能です。患者の肉体的、精神的な負担が軽減さ
れました。

● 　リバビリンと併用して用います。

● 　肝炎ウイルスの増加を抑え、肝機能を改善します。

● 　投与初期には発熱、倦怠感、関節痛など、インフルエンザに似た
症状が出ることがありますので、その際は、医師や薬剤師に相談し
てください。

● 　投与中にめまい、錯乱、傾眠、疲労、幻覚、自殺願望が現れる場
合があります。その際には、すぐに医師の診療を受けるようにしま
しょう。

● 間質性肺炎の報告があります。発熱、咳、息切れの症状には注意
し、症状が現れた際は、医師や薬剤師に相談してください。

副作用

● 間質性肺炎、抑うつ、自殺願望、肺繊維症、肺水腫、貧血、ヘモ
グロビン減少、無顆粒球症、白血球減少、顆粒球減少、血小板減
少、再生不良性貧血、汎血球減少、意識障害、失神、見当識障害、
難聴、痙攣、せん妄、錯乱、幻覚、妄想、統合失調症様症状、認知
症様症状、興奮、血栓性血小板減少紫斑病、重篤な肝障害、重篤な
腎障害、ショック、心筋症、心不全、心筋梗塞、不整脈、消化管出
血、呼吸困難、喀痰増加、皮膚粘膜眼症候群、中毒性表皮壊死症、
横紋筋融解症　等

併用禁忌

● 間質性肺炎発現：小柴胡湯投与中。

相互作用

● 併用薬作用減弱：トルブタミド、デキストロメトルファン
● 併用薬作用増強：テオフィリン、アンチピリン、ワルファリン
● 血球減少増悪：ジドブジン

10-2 抗肝炎ウイルス薬

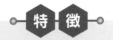

- C型肝炎の中心はIFNから経口抗ウイルス薬（DAA）へ移行しました。
- 治療期間は3〜6カ月程度です。
- 近年の抗ウイルス薬の進歩により、ほとんどの症例でウイルス排除可能な時代になりました。
- 経口抗ウイルス薬は副作用も少なく、高齢者にも投与可能です。
- 高額な薬剤費がかかりますが、医療費補助制度を利用することもできます。

抗C型肝炎ウイルス薬（DAA；Direct Acting Antiviral）

	NS3/4Aプロテアーゼ阻害	NS5A阻害	NS5Bポリメラーゼ阻害	RNAポリメラーゼ阻害
レベトール・コペガス				リバビリン（RBV）
ソバルディ			ソホスブビル（SOF）	※リバビリン（RBV）と併用
スンベプラ	アスナプレビル（ASV）			
ダクルインザ		ダクラタスビル（DCV）		
グラジナ	グラゾプレビル（GZR）			
エレルサ		エルバスビル（EBR）		
ハーボニー配合錠		レジパスビル（LDV）	ソホスブビル（SOF）	

マヴィレット配合錠	グレカプレビル (GLE)		ピブレンタスビル (PIB)	
エプクルーサ配合錠		ベルパタスビル (VEL)	ソホスブビル (SOF)	※リバビリン (RBV) 併用可

慢性肝炎（DAA治療歴なし）

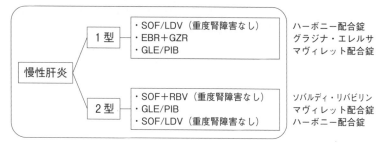

```
                    ・SOF/LDV（重度腎障害なし）      ハーボニー配合錠
            ┌ 1型 ─ ・EBR+GZR                 グラジナ・エレルサ
            │        ・GLE/PIB                 マヴィレット配合錠
慢性肝炎 ─┤
            │        ・SOF+RBV（重度腎障害なし）   ソバルディ・リバビリン
            └ 2型 ─ ・GLE/PIB                 マヴィレット配合錠
                    ・SOF/LDV（重度腎障害なし）      ハーボニー配合錠
```

「C型肝炎治療ガイドライン第7版」抜粋

※1型と2型の混合感染に対しては、すべてのゲノタイプに有効なマヴィレットないしハーボニーで治療します。
※マヴィレットの投与期間は、DAA治療歴のない慢性肝炎では8週間です。
※C型非代償性肝硬変にはエプクルーサを使用します。

抗B型肝炎ウイルス薬（核酸アナログ製剤）

B型肝炎：INF治療で効果がない場合は核酸アナログ製剤が使われます。

主な商品名	一般名
ゼフィックス錠	ラミブジン（LAM、3TC）)
ヘプセラ錠	アデホビルピボキシル（ADV）
バラクルード錠	エンテカビル水和物（ETV）
テノゼット錠	テノホビルジソプロキシルフマル酸塩（TDF）
ベムリディ錠	テノホビルアラフェナミドフマル酸塩（TAF）

10-3 肝機能改善薬・胆石溶解薬

特徴

- 肝庇護薬と呼ばれ、肝機能の改善と肝硬変への進行抑制、肝臓がん発生の抑制が期待されます。胆汁酸や胆汁色素など胆汁成分を増加させることを目的としています。ウイルスに対しての効果はありません。

- 胆石溶解薬、急性・慢性肝内胆汁うっ滞治療薬として、胆石、原発性胆汁性肝硬変、自己免疫性肝炎、原発性硬化性胆管炎に用います。

- 胆汁酸は、脂肪の消化・吸収を助けますが、ウルソデオキシコール酸は、動物性生薬の熊胆（クマノイ）の有効成分を合成したものです。

- 日本では、ウルソデオキシコール酸（ウルソ）が販売されています。

代表薬　ウルソデオキシコール酸

一般名：ウルソデオキシコール酸

商品名：ウルソ

剤形：顆粒剤　5％　錠剤50mg　100mg

用法・用量：慢性肝疾患の肝機能改善　1回50mg　1日3回服用。外殻石灰化を認めないコレステロール系胆石溶解（錠剤のみ）、原発性胆汁性肝硬変の肝機能改善、C型慢性疾患における肝機能改善　1回200mg　1日3回　1日最大900mgまで増量可。

患者さんへの服薬指導のポイント

- ウルソデオキシコール酸は、胆汁分泌を促進し、胆汁の流れを改善し、消化不良の改善、肝機能改善、コレステロール系胆石溶解作用があります。
- 胆石の溶解作用は弱いため、少なくとも6カ月は服用が必要です。効果が感じられなくても、自己判断で服薬を中止しないでください。
- 胆道閉塞、劇症肝炎の方は、症状が増悪する場合があります。
- 下痢や吐き気が現れることがあります。
- 定期的に肝機能検査を行います。

副作用

- 間質性肺炎、下痢、そう痒、腹痛、発疹、便秘　等

相互作用

- 経口糖尿病薬：低血糖症状が出ることがあります。
- コレスチラミン、制酸剤、クロフィブラート：ウルソの効果減弱。

豆知識

❖ 外来での胆石患者さんへの対応

外来での胆石患者さんの再発の予防では、規則正しいバランスのよい食事をとることが重要です。

程よい脂肪は胆嚢の収縮を促すためによいでしょう。動物性の脂肪が少なく、食物繊維やカルシウムの多い食事をお勧めします。

❖ 胆石の患者さんへの指導

胆石の患者さんには、適切なエネルギーを摂取し、肥満になら

ないように適度な運動を行うように指導しましょう。

❖ 急性胆肝炎

　急性胆肝炎で入院した患者さんには、急激に状態が悪化する場合があるので、より注意深く観察することが重要です。

❖ 肝機能障害の方への生活改善のポイント

- ・禁酒がベスト、飲み過ぎは厳禁です。アルコールが原因の場合は禁酒が原則です。その他の原因の場合も1日の適正量を超えないようにします。
- ・肝臓を守るお酒の飲み方は、強いお酒は水などで薄めて飲みましょう。
- ・22時を過ぎたら飲むのは控えましょう。
- ・週に2日は肝臓を休ませるようにしましょう。
- ・肝臓の回復に必要な良質な蛋白質（肉、魚、大豆）を一緒に食べましょう。
- ・肝臓の機能を高めるビタミンやミネラルを含む緑黄色野菜や海草を取りましょう。
- ・食後20～30分間は横になって肝臓への血液供給量を増やしましょう。

10-4 蛋白分解酵素阻害薬

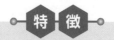

特徴

- 蛋白分解酵素阻害薬は、膵臓から分泌されるトリプシンなど蛋白分解酵素の活性を阻害して膵臓の安静を保つ薬です。慢性膵炎における急性症状の寛解を目的とします。

- 慢性膵炎は、代償期、移行期、非代償期に分けられ、時期により治療方法が異なります。慢性膵炎の場合は、薬物治療だけではなく、禁酒、脂っこい食事を控えることも重要です。

- 日本では、カモスタットメシル酸塩（フオイパン）が販売されています。

慢性膵炎の病期

	代償期 （臓器機能維持）	非代償期 （臓器機能　回復できない）
消化酵素 分泌状態	・血中膵酵素上昇	・血中膵臓酵素低下
症状	・上部腹痛 ・左背中部分の痛み	・痛みは軽減またはなし ・脂肪消化不良による下痢 ・膵性の糖尿病出現
治療	・蛋白分解酵素阻害薬投与 ・痛み軽減薬剤投与 ・膵外分泌抑制	・消化酵素投与 ・インスリン投与

※代償期、非代償期、移行期には、両方の症状が出現する。

代表薬　カモスタットメシル酸塩

一般名：カモスタットメシル酸塩

商品名：フオイパン

剤形：錠剤　100mg

用法・用量：慢性膵炎　1回200mg　1日3回服用。
　　　　　　術後逆流性食道炎　1回100mg　1日3回服用。

患者さんへの服薬指導のポイント

- カモスタットメシル酸塩は、膵臓の消化酵素の活性を阻害し、膵臓の炎症を改善します。
- 膵炎による腹痛、背中の痛みを改善します。
- 下痢や便秘が起こる場合がありますので、我慢できないほどつらいときは医師や薬剤師に相談してください。
- アルコールは原則禁止です。膵炎の原因の多くは、アルコールによるものだからです。
- 膵臓の酵素を活性化する脂っこい食事は控えましょう。

副作用

- ショック、アナフィラキシー様症状、血小板減少、肝障害、黄疸、高カリウム血症、発疹、そう痒、嘔気、腹部不快感、腹部膨満、下痢、食欲不振、口渇、胸焼け、腹痛、便秘、浮腫　等

コラム❻
Column　抗癌剤の副作用「口内炎予防」に用いられるフオイパン

　抗癌剤の比較的多い副作用の1つに口内炎があります。

　これは、抗癌剤によって直接DNA合成を阻害することや、抗がん剤によって発生するフリーラジカルが口腔粘膜組織を損傷することに加え、口腔細菌感染、低栄養、骨髄抑制などの免疫低下による二次的感染により発生すると言われています。

(1)　フオイパン（メシル酸カモスタット）はザイロリック（アロプリノール）と同様、フリーラジカルの発生を抑制することにより口腔粘膜に対する直接障害を抑制すると言われており、『フオイパン咳嗽液（うがい）』として抗癌剤による口内炎の予防に用いられることがあります。

(2)　フオイパン（メシル酸カモスタット）の適応は慢性膵炎による急性症状の緩解、術後逆流性食道炎ですので、抗癌剤の副作用予防での使用は適応外使用となります。

(3)　また、フオイパン（メシル酸カモスタット）は新型コロナウイルスSARS-CoV-2治療薬の候補にも挙げられています。

　新型コロナウイルスSARS-CoV-2がヒトの細胞に感染する際に、細胞の膜上にあるアンジオテンシン変換酵素II（ACE2）受容体たんぱく質に結合した後、細胞膜上にあるセリンプロテアーゼと呼ばれる酵素の1種であるTMPRSS2を利用して細胞内に侵入するといわれています。フオイパン（メシル酸カモスタット）はこのセリンプロテアーゼTMPRSS2を妨げる働きを持っています。動物実験では、重症呼吸器症候群（SARS）や中東呼吸器症候群（MERS）の原因となるコロナウイルスの感染にも効果があったと言われていますが、肺炎などに対する適応では承認されていません。今後の臨床試験に期待したいと思います。

第11章

神経系に作用する薬剤

　精神、神経系の疾患に使用する薬剤について取り扱います。
　抗精神病薬、抗不安薬、抗うつ薬・気分安定薬、睡眠薬、抗てんかん薬、抗パーキンソン病薬、筋弛緩薬、抗認知症薬について説明します。

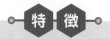特 徴

統合失調症の薬物療法の目的はドパミン神経の機能回復をさせることによってストレスへの抵抗力を増強させることであり、定型（第1世代）と非定型（第2世代）に大別されます。非定型は定型に比べ、錐体外路症状の副作用が少なく、陰性症状や認知機能障害にも効果があるといわれ、現在では非定型の単独使用が主流となっています。

非定型（第2世代）の薬剤

分類	一般名	主な商品名
SDA（セロトニン・ドパミンアンタゴニスト）	リスペリドン	リスパダール錠・細粒・OD・内用液
		リスパダールコンスタ筋注
	ペロスピロン	ルーラン錠
	パリペリドン	インヴェガ徐放錠
		ゼプリオン持続性水懸筋注用
MARTA（多元受容体作用抗精神病薬）	クエチアピン	セロクエル錠・細粒
		ビプレッソ徐放錠
	オランザピン	ジプレキサ錠・細粒・ザイディス・筋注
	クロザピン	クロザリル錠
	アセナピン	シクレスト舌下錠

DSS（ドパミン部分作動薬）	アリピプラゾール	エビリファイ錠・散・OD・内用液・持続性水懸筋注
DSA（ドパミン、セロトニン部分拮抗薬）	ブロナンセリン	ロナセン錠・散・テープ
SDAM（セロトニン-ドパミン・アクティブ・モジュレーター）	ブレクスピプラゾール	レキサルティ錠

● 統合失調症の治療には、効果が数週間続く「LAI：Long Acting Injection（持効性注射剤）」というお薬があります。

　2〜4週間ごとに医療機関で臀部や肩の筋肉に注射するお薬です。（エビリファイ持続性水懸筋注、ゼプリオン持続性水懸筋注用、リスパダールコンスタ筋注）

● プレキサ筋注は統合失調症における精神運動興奮時に1回10mgで使用するお薬です

● ロナセンテープは世界初の抗精神病薬の貼付剤です。

● ビプレッソはクエチアピンの徐放製剤です。普通錠（先発：セロクエル）と商品名が違うので注意しましょう。

● シクレストは舌下錠です。舌下投与後10分間は飲食を避けましょう。

代表薬　クエチアピンフマル酸塩

一般名：クエチアピンフマル酸塩

商品名：セロクエル

剤形：細粒　50%、錠剤　25mg　100mg　200mg

用法・用量：1回25mg　2〜3回より投与開始。

　　　　　　1日投与量は150〜600mg（750mgまで）　2〜3回投与。

患者さんへの服薬指導のポイント

- うつ症状を改善します。
- 自動車の運転等危険を伴う機械の操作は避けましょう。
- 立ちくらみ、めまい等に注意しましょう。
- 口渇、多飲、多尿、頻尿等の異常に注意しましょう。
- 著しい血糖値の上昇から、糖尿病性ケトアシドーシス、糖尿病性昏睡等の糖尿病の患者には禁忌です。

定型（第1世代）の薬剤

非定型抗精神病薬が無効な場合に使われますが、錐体外路症状等の副作用が出やすいため、用量に注意し、患者の様子をよく観察しましょう。

分類	一般名	主な商品名	力価（等価計算）	
フェノチアジン系	ペルフェナジン	ピーゼットシー	高力価	10
	プロクロルペラジン	ノバミン	高力価	15
	フルフェナジン	フルメジン	高力価	2
	プロペリシアジン	ニューレプチル	中間/異型	20
	クロルプロマジン	コントミン ウインタミン	低力価	100
	レボメプロマジン	ヒルナミン レボトミン	低力価	100
ブチロフェノン系	ハロペリドール	セレネース	高力価	2
	スピペロン	スピロピタン	高力価	1
	チミペロン	トロペロン	高力価	1.3
	ピパンペロン	プロピタン	低力価	200
ベンズアミド系	ネモナプリド	エミレース	高力価	4.5
	スルトプリド	バルネチール	中間/異型	200
	スルピリド	ドグマチール	中間/異型	200
	チアプリド	グラマリール		

その他	クロカプラミン	クロフェクトン	中間/異型	40
	モサプラミン	クレミン	中間/異型	33
	オキシペルチン	ホーリット	中間/異型	80
	ピモジド	オーラップ	中間/異型	4
	ゾテピン	ロドピン	中間/異型	66

等価計算：クロルプロマジン換算TRS-RG版の等価換算量参考

代表薬　クロルプロマジン塩酸塩

一般名：クロルプロマジン塩酸塩

商品名：コントミン糖衣錠

剤形：錠剤　12.5mg　25mg　50mg　100mg　筋注　10mg 2 mL、25 mg 5 mL、50mg 5 mL

用法・用量：1日30～100mgを分割経口投与。
　　　　　　精神科領域において1日50～450mgを分割経口投与。

患者さんへの服薬指導のポイント

● 統合失調症、躁病、神経症における不安・緊張・抑うつ・悪心・嘔吐・しゃっくりに効果があります。

● 高齢者や過量投与では中枢神経抑制作用と血圧低下と錐体外路症状が起こりやすいので注意しましょう。

● 制吐作用を有するため、他の薬剤に基づく中毒、腸閉塞、脳腫瘍等による嘔吐症状を不顕性化することがあるので注意しましょう。

● ボスミンとの併用は禁忌です。

● 自動車の運転等危険を伴う機械の操作は避けましょう。

● 重大な副作用に悪性症候群、無顆粒球症、遅発性ジスキネジアが現れることがあるので初期、長期投与には注意しましょう。

食事等との相互作用

食事	作用	主な症状
アルコール	中枢神経抑制作用↑	眠気、精神運動機能低下等
有機燐殺虫剤（接触注意）	抗コリンエステラーゼ作用↑	縮瞳、徐脈等

抗精神病薬共通の注意すべき副作用

副作用	症状	対策
パーキソニズム	手足の震えなど左右対称性に症状が発現する傾向があり、動作時振戦も出現しやすい。服用後数日から数週間で発症することが多く、女性・高齢者で起こりやすいです。	減量/他剤変更
アカシジア	「静座不能」「静止不能」ともいいます。筋強直により座ったままでいられない・じっとしていられない・下肢のむずむず感等の症状が出ます。服用後数時間～数日で起こってきます。	減量/他剤変更
ジストニア	持続的な筋肉の異常収縮により様々な不随意運動が起こります。異常な姿勢の状態で首が反り返る、目が上を向いたまま正面を向かない、舌が出たままになる、ろれつがまわらない等の症状が出ます。	減量/他剤変更
ジスキネジア	ジストニアが主に筋緊張の異常を示すのに対し、ジスキネジアは運動の異常を示します。舌や唇を突き出す、頬を引っ込める、口を頻繁に開けたり閉めたりする等の症状が出ます。遅発性では数カ月～数年以上経ってから現れることがあり薬を止めても元に戻らないことがあるので注意が必要です。	減量/他剤変更
悪性症候群	原因不明の発熱・発汗、流涎、言語・嚥下障害、頻脈、意識障害等の症状が出ます。稀に起こる副作用ですが、放置すると生命に関わることもあるため注意が必要です。	中止/ダントリウム等投与
高血糖	H1受容体や5-HT2Aや5-HT2cとの拮抗作用等によって起きるとされていますが原因不明です。口渇・多飲多尿等症状が出ます。重篤な糖尿病昏睡ケトアシドーシスに注意にします。	中止

11-2 抗不安薬

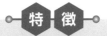

中枢神経の過度の興奮を抑制するGABAの働きを強めることで、脳内の活動をスローダウンさせ、心の不安、緊張を和らげるお薬です。

抗不安薬

作用型	一般名	主な商品名	等価計算	
短時間	エチゾラム	デパス	高力価	1.5
	クロチアゼパム	リーゼ	低力価	10
	フルタゾラム	コレミナール	低力価	15
中間	ロラゼパム	ワイパックス	高力価	1.2
	アルプラゾラム	ソラナックス、コンスタン	高力価	0.8
	ブロマゼパム	レキソタン、セニラン	中力価	2.5
長時間	フルジアゼパム	エリスパン	高力価	0.5
	メキサゾラム	メレックス	高力価	1.67
	クロキサゾラム	セパゾン	中力価	1.5
	ジアゼパム	セルシン、ホリゾン	中力価	5
	メダゼパム	レスミット	低力価	10
	クロラゼプ酸二カリウム	メンドン	低力価	7.5
	クロルジアゼポキシド	バランス、コントール	低力価	10
	オキサゾラム	セレナール	低力価	20
超長時間	ロフラゼプ酸エチル	メイラックス	高力価	1.67
	フルトプラゼパム	レスタス	高力価	1.67
その他	タンドスピロンクエン酸塩	セディール ★	低力価	25

等価計算：ジアゼパム換算TRS-RG版の等価換算量参考
★…非ベンゾジアゼピン系

代表薬　エチゾラム

一般名：エチゾラム

商品名：デパス

剤形：細粒　1%、錠剤　0.5mg　1mg

用法・用量：神経症・うつ病　1日3mgを3回に分けて投与。
心身症、頸椎症、腰痛症、筋収縮性頭痛　1日1.5mgを3回に分けて投与。
睡眠障害　1日1〜3mgを就寝前に1回投与。

患者さんへの服薬指導のポイント

● 神経症やうつ病、心身症、統合失調症における不安・緊張・抑うつ・神経衰弱症状・睡眠障害に効果があります。

● 頸椎症、腰痛症、筋収縮性頭痛における不安・緊張・抑うつ及び筋緊張に効果があります。

● 急性狭隅角緑内障や重症筋無力症の患者さんには禁忌です。

● 飲酒により相加的な中枢抑制作用があるので注意しましょう。

● 薬物依存を生じることがあるので、長期投与に注意しましょう。

● 投与量の急激な減少又は投与の中止により、痙攣発作、せん妄、振戦、不眠、不安、幻覚、妄想等の離脱症状が現れることがあります。

● 眠気、注意力・集中力・反射運動能力等の低下が起こることがあるので、自動車の運転等危険を伴う機械の操作には気をつけましょう。

副作用

主な副作用	症状	対策
精神神経系	眠気、ふらつき	減量/他剤へ変更
消化器症状	口渇、悪心・嘔気	減量/他剤へ変更
骨格筋	倦怠感、脱力感	減量/他剤へ変更

11

抗不安薬

11-3 抗うつ薬・気分安定薬

1 抗うつ薬

特　徴

● 脳内でやる気や落ち着き、イライラや怒りなどをコントロールしているセロトニンやノルアドレナリン、ドパミンなどのバランスを整え、うつ状態を改善するお薬です。

抗うつ薬

分類		一般名	主な商品名
SSRI	選択的セロトニン再取り込み阻害薬	フルボキサミンマレイン酸塩	デプロメール
			ルボックス
		パロキセチン塩酸塩水和物	パキシル
		セルトラリン塩酸塩	ジェイゾロフト
		エスシタロプラムシュウ酸塩	レクサプロ
SNRI	セロトニン・ノルアドレナリン再取り込み阻害薬	ミルナシプラン塩酸塩	トレドミン
		デュロキセチン塩酸塩	サインバルタ
		ベンラファキシン塩酸塩	イフェクサー SR
S-RIM	セロトニン再取り込み・セロトニン受容体調節薬	ボルチオキセチン臭化水素酸塩	トリンテリックス
NaSSA	ノルアドレナリン作動性・特異的セロトニン作動性抗うつ薬	ミルタザピン	リフレックス
			レメロン

三環系	第1世代	イミプラミン塩酸塩	トフラニール
		クロミプラミン塩酸塩	アナフラニール
		アミトリプチリン塩酸塩	トリプタノール
		ノルトリプチリン塩酸塩	ノリトレン
	第2世代	アモキサピン	アモキサン
		ドスレピン塩酸塩	プロチアデン
		ロフェプラミン塩酸塩	アンプリット
四環系		マプロチリン塩酸塩	ルジオミール
		ミアンセリン塩酸塩	テトラミド
		セチプチリンマレイン酸塩	テシプール
その他		トラゾドン塩酸塩	レスリン
			デジレル
		スルピリド	ドグマチール

代表薬　パロキセチン塩酸塩水和物

一般名：パロキセチン塩酸塩水和物

商品名：パキシル

剤形：錠剤　5 mg　10mg　20mg

剤形：CR錠　6.25mg　12.5mg　25mg

用法・用量：※CR錠はうつ病のみ適応

　うつ病（状態）：（錠剤）1日1回夕食後、20～40mg投与。1回
　　　　　　　　　10～20mgより開始、原則1週ごとに10mg /日ず
　　　　　　　　　つ増量。1日40mgまで。
　　　　　　　　　（CR錠）1日1回夕食後、12.5mg投与。1回
　　　　　　　　　12.5mgより開始、原則1週間以上あけて1回
　　　　　　　　　12.5mgずつ増量。1日50mgまで。

　パニック障害：1日1回夕食後、30mg投与。1回10mgより開始
　　　　　　　　し、原則1週ごとに10mg /日ずつ増量。1日30

mgまで。

強迫性障害：1日1回夕食後、40mg投与。1回20mgより開始
し、原則1週ごとに10mg／日ずつ増量。1日50
mgまで。

社会不安障害：1日1回夕食後、20mg投与。1回10mgより開始
し、原則1週ごとに10mg／日ずつ増量。1日40
mgまで。

患者さんへの服薬指導のポイント

● うつ病・うつ状態、パニック障害、強迫性障害等を改善します。

● 眠気やめまいのため自動車の運転や危険を伴う機械操作は避けま
しょう。

● 18歳未満の大うつ病性障害の患者さんに投与する際、適応を慎重
に検討します。うつ症状を呈する患者は自殺企図のおそれがあるの
で、投与開始時や用量変更時、患者の状態や病態変化を注意深く観
察します。

● MAO阻害剤（セレギリン塩酸塩：エフピー、ラサギリンメシル
酸塩：アジレクト、サフィナミドメシル酸塩：エクフィナ）は投与
中～中止後2週間経過するまで、ピモジド（オーラップ）は禁忌で
す。

● 重大な副作用にセロトニン症候群、悪性症候群、幻覚、せん妄、
抗利尿ホルモン不適合分泌症候群（SIADH）等があるので注意し
ましょう。

● CYP2D6の強力な阻害薬です。CYP2D6は遺伝子多型があり個人
差が大きいため、CYP2D6基質の薬との併用には注意しましょう。

● パキシルは非線形の薬物動態を示すことから、用量増減時は特に
患者さんの状態を注意深く観察しましょう。

副作用

主な副作用	症状	対策
精神神経系	傾眠・めまい、頭痛、不眠	減量/中止
消化器症状	嘔気、便秘、食欲不振	減量/中止

2 気分安定薬

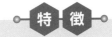
特徴

感情をコントロールするノルアドレナリンやドパミン、セロトニン等のバランスを整え、感情の高まりや行動を抑え、気分を安定させるお薬です。

気分安定薬

一般名	主な商品名
炭酸リチウム	リーマス
カルバマゼピン	テグレトール
バロプロ酸ナトリウム	デパケン、ハイセレニン

代表薬　炭酸リチウム

一般名：炭酸リチウム

商品名：リーマス

剤形：錠剤　100mg　200mg

用法・用量：1日400〜600mgより開始、1日2〜3回に分割投与。
　　　　　　以後3〜7日ごとに、1日1200mgまでの治療量に漸増。
　　　　　　維持量1日200〜800mgを1〜3回分割投与に漸減。

- 躁病、躁うつ病の躁状態を改善します。
- めまいや眠気を起こすことがありますので、自動車の運転等危険を伴う機械類の操作は避けましょう。
- カフェインの摂取で血中リチウム値が上昇するためリチウム中毒に注意しましょう。定期的に血中濃度の測定が必要な薬です。

副作用

主な副作用	症状	対策
中枢神経系	振戦	減量/休薬
精神神経系	めまい・眠気言語障害	減量/休薬

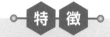

11-4 睡眠薬

特徴

● 睡眠薬は不眠時に使用するお薬です。日常的によく使用されるのはベンゾジアゼピン系と非ベンゾジアゼピン系の薬剤で、作用時間によっても使い分けをします。

睡眠薬

分類	一般名	商品名
超短時間作用型	トリアゾラム	ハルシオン
	ゾピクロン	アモバン★
	ゾルピデム酒石酸塩	マイスリー★
	エスゾピクロン	ルネスタ★
短時間作用型	エチゾラム	デパス
	ブロチゾラム	レンドルミン・D
	リルマザホン塩酸塩水和物	リスミー
	ロルメタゼパム	ロラメット・エバミール
中間型作用型	フルニトラゼパム	サイレース
	エスタゾラム	ユーロジン
	ニトラゼパム	ベンザリン・ネルボン
長時間作用型	フルラゼパム塩酸塩	ダルメート
	ハロキサゾラム	ソメリン
	クアゼパム	ドラール

★…非ベンゾジアゼピン系

代表薬　ゾルピデム酒石酸塩 (非ベンゾジアゼピン系)

一般名：ゾルピデム酒石酸塩

商品名：マイスリー

剤形：錠剤　5 mg　10mg

用法・用量：1 回 5 〜10mg　就寝前。高齢者　5 mgから開始。10 mgまで。

患者さんへの服薬指導のポイント

● 作用時間が短く、寝つきが悪いタイプに効果があります。

● 脱力感やふらつきなどの筋弛緩、眠気などの持ち越し効果が少ない薬剤です。高齢者の方にも使いやすいお薬です。

● 自動車の運転や危険を伴う機械操作は避けましょう。

● 必ず寝る直前に服用しましょう。薬を飲んだ後に、短時間後に、仕事をしなければならない時は服用しないでください。服用すると一過性の健忘を生じたり、意識がもうろうとして転倒するなど危険です。

● 自己判断で睡眠薬の服用を中止すると、以前より眠れなくなることがあります。睡眠薬を止めたい時は、医師や薬剤師に相談してください。

● 統合失調症及び躁うつ病に伴う不眠症には適応がありません。

● 重篤な肝障害、重症筋無力症、急性狭隅角緑内障患者さんには禁忌です。

● バルビツール酸、フェノチアジン系併用に注意しましょう。

副作用

主な副作用	症状
持ち越し効果	眠気、頭重感、ふらつき
記憶障害	前向性健忘
筋弛緩作用	脱力感、転倒
離脱・反跳現象	不眠、イライラ、不快、筋肉痛
奇異反応	不安、緊張、焦燥感、興奮等

食事等との相互作用

食事	主な症状	
アルコール	中枢神経抑制作用増	眠気、精神運動機能低下等

メラトニン受容体作動薬・メラトニン製剤

一般名	商品名
ラメルテオン	ロゼレム
メラトニン	メラトベル

※メラトベルの適応は小児（6～15歳）のみ

代表薬　ラメルテオン

一般名：ラメルテオン
商品名：ロゼレム錠 8 mg
用法・用量：1日1回 8 mg　就寝前服用

患者さんへの服薬指導のポイント

- メラトニン受容体を選択的に刺激し、睡眠と覚醒のリズムを整えることで寝つきをよくし、睡眠障害を改善します。
- 血中半減期は約1時間。超短時間型に分類されます。
- 食事の影響を受けるお薬です。空腹時投与に比べ血中濃度が低下

することがありますので、食事と同時又は食直後の服用は避けましょう。

● CYP1A2による相互作用を受けやすいため、CYP1A2の強力な阻害薬であるフルボキサミン（ルボックス、デプロメール）とは併用禁忌です

オレキシン受容体拮抗薬

一般名	商品名
スボレキサント	ベルソムラ
レンボレキサント	デエビゴ

代表薬　スボレキサント

一般名：スボレキサント
商品名：ベルソムラ錠10mg　15mg　20mg
用法・用量：1日1回20mg（高齢者15mg）　就寝直前服用。

患者さんへの服薬指導のポイント

● 覚醒物質であるオレキシンが受容体に結合するのを阻害することで脳を覚醒状態から睡眠状態へ移行させます。

● 血中半減期は約10～12時間と比較的長いため、中間作用型に分類されます。

● 食事の影響があります。空腹時投与に比べて血中濃度が低下するおそれがあります。

● 吸湿性のあるお薬です。服用直前にPTPシートから取り出しましょう

● CYP3Aで代謝されるお薬です。CYP3Aを強力に阻害するお薬（クラリスロマイシンなど）とは併用禁忌です。

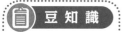

❖ その他の睡眠薬について

●バルビツール酸系薬剤

分類	一般名	商品名
短時間型	ペントバルビタールカルシウム	ラボナ
中間型	アモバルビタール	イソミタール
長時間型	フェノバルビタール	フェノバール

●非バルビツール酸系薬剤

分類	一般名	商品名
有機ブロム系	ブロモバレリル尿素	ブロバリン
クロラール系	抱水クロラール	エスクレ坐剤・エスクレ注腸用
	トリクロホスナトリウム	トリクロリール

❖ 不眠のタイプ

タイプ	症状
入眠障害	寝つきが悪い人に一番多いタイプです。入眠するまでに1時間以上かかり、本人が苦痛と感じ毎日続けば入眠障害です。
中途覚醒	入眠から起床するまでに何度も眼が覚めてしまい、なかなか眠れません。眠りが浅く、熟睡した満足感が得られません。
熟眠障害	深い眠りが少なく、朝まで熟睡した満足感がありません。
早朝覚醒	起きる時間より何時間も早く起きてしまい、眠れなくなります。

11-5 抗てんかん薬

特徴

● 脳の過剰な興奮を抑えて痙攣発作を予防するお薬です。発作の型に基づき選択し、単剤から開始します。

抗てんかん薬の分類

第1世代

分類	一般名	略	主な商品名
バルビツール酸系	フェノバルビタール	PB	フェノバール
	プリミドン	PRM	プリミドン
ヒダントイン系	フェニトイン	PHT	アレビアチン
			ヒダントール
	エトトイン	EHN	アクセノン
オキサゾリジン系	トリメタジオン	TMO	ミノアレ
スルフォンアミド系	スルチアム	ST	オスポロット
	アセタゾラミド	AZA	ダイアモックス
サクシミド系	エトスクシミド	ESM	ザロンチン
			エピレオプチマル
アセチルウレア系	アセチルフェネトライド	APT	クランポール
ベンゾジアゼピン系	クロナゼパム	CZP	リボトリール・ランドセン
	クロバザム	CLB	マイスタン
	ロラゼパム	—	ロラピタ
	ミダゾラム	—	ミダフレッサ
イミノスチルベン系	カルバマゼピン	CBZ	テグレトール

分枝脂肪酸系	バルプロ酸ナトリウム	VPA	デパケン・R
			バレリン・セレニカR
ベンズイソキサゾール系	ゾニサミド	ZNS	エクセグラン
配合剤	フェニトイン、フェノバルビタール、安息香酸ナトリウムカフェイン	ヒダントール	

代表薬　カルバマゼピン

一般名：カルバマゼピン

商品名：テグレトール

剤形：細粒　50%、錠剤100mg　200mg

用法・用量：てんかん　200〜400mg /日　1〜2回に分割投与。
　　　　　　至適効果（600mg /日）まで増量。1200mg /日まで。
　　　　　　小児；年齢、症状に応じて100〜600mg /日を分割投
　　　　　　与。

患者さんへの服薬指導のポイント

● 　神経伝達系の膜電位依存性Na＋チャンネルを抑制し神経の興奮を抑えます。

● 　連用中の急激な投与量の減少や中止に注意しましょう。

● 　CYP3A4で代謝されるお薬です。また、CYP3A誘導作用もありますので、併用薬に注意しましょう。

● 　重大な副作用に再生不良性貧血、無顆粒球症、中毒性表皮壊死症、皮膚粘膜眼症候群、SLE様症状等の報告があります。

● 　自動車の運転、機械の操作、高所作業等危険を伴う作業は避けるようにしましょう。

副作用

主な副作用	症状	対策
精神神経系	眠気、めまい、頭痛、倦怠・疲労感、運動失調等	減量/中止
消化器症状	口渇	減量/中止
皮膚症状	発疹、猩紅熱様・麻疹様・そう痒症	減量/中止

第2世代

分類	一般名	略	主な商品名
GABA誘導体	ガバペンチン	GBP	ガバペン
カイニン酸型グルタミン酸受容体抑制	トピラマート	TPM	トピナ
トリアジン系	ラモトリギン	LTG	ラミクタール
ピロリドン誘導体	レベチラセタム	LEV	イーケプラ
機能性アミノ酸	ラコサミド	LCM	ビムパット
AMPA受容体拮抗	ペランパネル水和物	PER	フィコンパ

代表薬　フィコンパ

一般名：ペランパネル水和物
商品名：フィコンパ錠　2 mg・4 mg、フィコンパ細粒　1 %
適応：てんかん患者の部分発作（二次性全般化発作を含む）
　　　他の抗てんかん薬で十分な効果が認められないてんかん患者の強直間代発作に対する抗てんかん薬との併用療法

患者さんへの服薬指導のポイント

- めまい、傾眠等の副作用発現による転倒などを防ぐために、1日1回就寝前投与。
- 主な副作用は浮動性めまい、傾眠、易刺激性です。

- 血中半減期は約80時間と長く、定常状態まで2〜3週間ほどかかります。
- CYP3A4で代謝されるお薬です。CYP3A誘導作用を持つカルバマゼピン（テグレトール）、フェニトイン（アレビアチン等）との併用では血中濃度が下がる可能があります。

11-6 抗パーキンソン病薬

特徴

抗パーキンソン病薬は不足しているドパミンを補い、症状を緩和します。パーキンソン病は脳内の中脳の黒質線条体のドパミンが減少し、アセチルコリンが活性化することで、安静時のふるえ、筋強剛（筋固縮）、動作緩慢、姿勢反射障害を症状とする病気です。発症年齢ピークは、50〜60歳代です。

抗パーキンソン病薬

分類		一般名	主な商品名
抗コリン剤		トリヘキシフェニジル塩酸塩	アーテン
		ビペリデン塩酸塩	アキネトン
ドパミン作動薬	ドパミン補充薬	レボドパ単剤	ドパゾール
			ドパストン
		レボドパ＋カルビドパ配合剤	メネシット
			ネオドパストン
			デュオドーパ
		レボドパ＋ベンセラジド配合剤	イーシー・ドパール
			マドパー
			ネオドパゾール
		レボドパ＋カルビドパ＋エンタカポン配合剤	スタレボ
	ドパミン放出促進剤	アマンタジン塩酸塩	シンメトレル

ドパミン作動薬	ドパミンアゴニスト	麦角アルカロイド	ペルゴリドメシル酸塩	ペルマックス
			カベルゴリン	カバサール
			ブロモクリプチンメシル酸塩	パーロデル
		非麦角アルカロイド	タリペキソール塩酸塩	ドミン
			プラミペキソール塩酸塩水和物	ビ・シフロール
			ロピニロール塩酸塩	レキップ
				ハルロビ（テープ）
			ロチゴチン	ニュープロ（パッチ）
	MAO-B阻害薬		セレギリン塩酸塩	エフピー※
			ラサギリンメシル酸塩	アジレクト
			サフィナミドメシル酸塩	エクフィナ
COMT阻害薬			エンタカポン	コムタン
ノルエピネフリン補充薬			ドロキシドパ	ドプス
レボドパ賦活薬			ゾニサミド	トレリーフ
アデノシンA2A受容体阻害薬			イストラデフィリン	ノウリアスト

※覚醒剤原料。流通管理規制あり

11

抗パーキンソン病薬

代表薬　プラミペキソール塩酸塩水和物

一般名：プラミペキソール塩酸塩水和物

商品名：ビ・シフロール

剤形：錠剤　0.125mg　0.5mg

用法・用量：パーキンソン病：0.25mg/日から開始、2週目に0.5mg/日とし、1週間ごとに0.5mgずつ増量。維持量(1.5〜4.5mg/日)1.5mg/日未満　朝夕食後2回に分割、1.5mg/日以上　毎食後3回に分割投与。4.5mgまで。

患者さんへの服薬指導のポイント

- 脳内のドパミン受容体に作用し神経間の伝達を改善、パーキンソン病の手足のふるえ、体のこわばり症状を改善します。
- 腎排泄のお薬のため腎機能障害患者さんには用量に注意しましょう。
- 重大な副作用に幻覚、妄想、せん妄、激越、錯乱、悪性症候群等の報告があります。
- 自動車の運転、機械の操作や高所作業等危険を伴うことは避けましょう。
- 前兆のない突発的睡眠及び傾眠等がみられることがあります。
- 2010年1月「中等度から高度の特発性レストレスレッグス症候群（下肢静止不能症候群）」への保険適応が認められました。パーキンソン病治療の1/6分～1/18分という少量で効果があります。原因不明ですが、脳内の神経伝達物質の1つであるドパミンの機能障害や鉄が関与していると言われ、じっと座っている時や横になっている時に、脚に不快感が起こります。「むずむずする」「虫がはっている」「ピクピクする」「ほてる」「痛い」「かゆい」などさまざまな言葉で表現され、夕方から夜間にかけて現れやすく睡眠障害の原因となります。

副作用

主な副作用	症状	対策
中枢・末梢神経系	ジスキネジア、傾眠、めまい、頭痛	減量/中止
消化器症状	悪心、嘔気、消化不良、便秘、胃部不快感	減量/中止

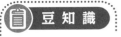 豆 知 識

❖ 抗パーキンソン病薬の作用機序について

分類	作用機序
抗コリン薬	アセチルコリン受容体に拮抗し過剰になったアセチルコリンを抑制。
ドパミン補充薬（レボドパ）	脳内でドパミンに変わり減少したドパミンを補う。
ドパミン放出促進剤（アマンタジン）	ドパミンニューロン終末よりドパミンの放出を促進する。
ドパミンアゴニスト	ドパミンD1D2受容体に結合しドパミン同様の作用をする。
MAO-B阻害薬	モノアミン分解酵素MAO-Bを選択的に阻害しドパミンの分解を防ぐ。
COMT阻害薬	末梢分解酵素COMTを阻害しレボドパの脳内移行量増加。
ノルエピネフリン補充薬（ドロキシドパ）	脳内でノルエピネフリンに変わり作用。
レボドパ賦活薬	MAO-B阻害作用とドパミン合成促進作用。
アデノシンA_{2A}受容体阻害薬	アデノシンを抑制することでドパミンとアデノシンのバランスを保ち運動症状を改善。

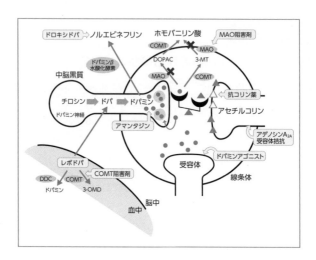

302

11-7 筋弛緩薬

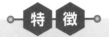

特 徴

筋肉の緊張をとり、つっぱりやこわばり、こりや痛みを改善するお薬です。

筋弛緩薬の種類

分類	一般名	主な商品名
中枢性	クロルフェネシンカルバミン酸エステル	リンラキサー
	バクロフェン	ギャバロン・リオレサール
	アフロクアロン	アロフト
	エペリゾン塩酸塩	ミオナール
	チザニジン塩酸塩	テルネリン
	メトカルバモール	ロバキシン
	プリジノールメシル酸塩	ロキシーン
末梢性	ダントロレンナトリウム水和物	ダントリウム

11

筋弛緩薬

代表薬　ダントロレンナトリウム水和物

一般名：ダントロレンナトリウム水和物

商品名：ダントリウム

剤形：カプセル　25mg　50mg　静注　20mg

用法・用量：1日1回25mgより投与開始。25mg／1週ずつ増量し
（1日2～3回に分割）維持量を決定。150mg（3回
に分割）まで。

患者さんへの服薬指導のポイント

- 筋肉の神経に直接作用して緊張を緩和します。血管の筋肉にも働き血管を拡張するため、血流の改善効果もあります。
- 悪性症候群に効果のある薬剤です。
- 主に肝排泄のため、肝障害の方、高齢者への投与時は注意しましょう。
- 眠気が出ることがあるので、自動車の運転等危険を伴う機械の操作に従事しないようにしましょう。
- 食欲不振、便秘、悪心・嘔吐、下痢が起こることがあります。我慢できない場合は医師又は薬剤師にご相談ください。

11 - 8 抗認知症薬

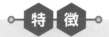

特徴

過剰なグルタミン酸によるNMDA受容体の活性を抑制することで、アルツハイマー型認知症の進行を抑えるお薬です。

抗認知症薬

分類	一般名	主な商品名
コリンエステラーゼ阻害薬	ドネペジル塩酸塩	アリセプト
	ガランタミン臭化水素酸塩	レミニール
	リバスチグミン	リバスタッチ（パッチ）
		イクセロン（パッチ）
NMDA受容体拮抗薬	メマンチン塩酸塩	メマリー

代表薬　メマンチン塩酸塩

一般名：メマンチン塩酸塩
商品名：メマリー
剤形　錠剤・OD錠　5 ㎎　10㎎　20㎎　DS　20㎎/ g
用法・用量：1日1回5 ㎎から開始、1週間に5 ㎎ずつ増量。
　　　　　　維持量1日1回20㎎。

患者さんへの服薬指導のポイント

● 過剰なグルタミン酸によるNMDA受容体の活性化を抑制することで、神経機能を改善し、記憶障害、学習障害、認知機能障害の進

行を抑制します。

- 自動車の運転等危険を伴う機械の操作に従事しないようにしましょう。
- 投与開始初期において高齢者の転倒に注意しましょう。
- 効果がすぐに現れるお薬ではないので長期に根気よく服用しましょう。
- 腎排泄型の薬剤であるため腎機能低下の患者さんへの投与は注意しましょう。

副作用

主な副作用	症状	対策
精神神経系	めまい、頭痛、傾眠・不眠、徘徊、不穏等	減量/中止
消化器症状	便秘、食欲不振	対症療法/中止
その他	血糖値上昇、転倒、浮腫、体重減少	減量/中止

豆 知 識

❖ アルツハイマー型認知症について

　アルツハイマー型認知症とは、脳の中にアミロイドβという蛋白質が溜まり、正常な脳の神経細胞を壊して脳を萎縮させる病気です。次第に過去の記憶や経験などを失っていき、時間や場所を正しく認識する見当識が次第に崩壊し、幻覚や妄想が現れたりしますが、本人にはその病識がなく、無欲状態やうつ状態、もしくは多動、いらつき、不安、強い敵意を抱くなどの精神症状が出現します。

　認知症の症状には脳の神経細胞が壊れることによって、直接起こる「中核症状」と呼ばれるものと、「BPSD（行動・心理症状）」と呼ばれるものがあります。中核症状に使われるのが、ドネペジル、ガランタミン、リバスチグミン、メマンチンです。

BPSD（行動・心理症状）には、暴言や暴力、幻覚、ものとられ妄想、せん妄、徘徊などがありますが、その人の置かれている環境や、人間関係、性格などが絡み合って起きるため症状は人それぞれです。対症療法として、抑うつ等にベンゾジアゼピン系薬や暴言暴力など攻撃性には抗精神病薬、また漢方の抑肝散なども使われます。

注意欠陥多動性障害（AD/HD）とナルコレプシー

注意欠陥多動性障害（以下AD/HD）は、多動（じっとしていられない）・衝動性（考えずに行動してしまう）、不注意（集中力がない）を特徴とする発達障害です。これらの中核症状に加え、睡眠障害の合併が多いといわれています。ナルコレプシーは、時間や場所にかかわらず、突然強い眠気に襲われ、居眠りを1日に何回も繰り返してしまう障害です。ナルコレプシーとAD/HDは似ている症状がみられる場合がありまが、それぞれの診断は、単独で診断ができるような確立した医学的検査はなく、専門医による総合的な医学的評価が必要です。

これら治療薬の中には覚醒剤原料や第Ⅰ種向精神薬もあり、専門的な知識が必要であったり、流通管理が必要なために登録を求められているものがあります。

AD/HD治療薬

一般名	主な商品名	分類	流通管理
アトモキセチン	ストラテラ	劇薬	
グアンファシン	インチュニブ	劇薬	
メチルフェニデート	コンサータ	向Ⅰ	流通管理規定あり[※1]
リスデキサンフェタミン	ビバンセ	覚原	流通管理規定あり[※1]

[※1] AD/HD適正流通管理システム

ナルコレプシー治療薬

一般名	主な商品名	分類	流通管理
ベタナミン	ペモリン	向Ⅲ	
メチルフェニデート	リタリン	向1	流通管理規定あり[※2]
モダフィニル	モディオダール	向Ⅰ	流通管理規定あり[※3]
メタンフェタミン	ヒロポン	覚	薬局所持禁止

[※2] リタリン流通管理委員会
[※3] モディオダール適正使用委員会

第12章

泌尿器系に作用する薬剤

泌尿器の疾患に使用する薬剤について取り扱います。

排尿困難治療薬、過活動膀胱治療薬について説明します。

12-1 排尿困難治療薬

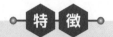

特徴

排尿困難は、尿が出にくい閉塞性症状と尿が近い蓄尿症状によりなります。男性の排尿困難に対する治療の第一選択薬は、交感神経選択的 α_1 遮断薬です。女性の閉塞性症状には、非選択的 α_1 遮断薬のウラピジル（エブランチル）に保険適用があります。α_1 遮断薬は、前立腺、尿道の平滑筋を弛緩させ尿を通りやすくします。

日本では、タムスロシン（ハルナール）、シロドシン（ユリーフ）、ナフトプジル（フリバス）などがあります。

排尿障害　薬物選択の指標

系統	主な薬剤	男性	女性	特徴
α_1遮断薬※	タムスロシン（ハルナール）	○	*	尿道出口の弛緩
PDE5阻害薬	タダラフィル（ザルティア）	○		尿道・前立腺・膀胱頸部の弛緩
5α還元酵素阻害薬	デュタステリド（アボルブ）	○		前立腺縮小
抗アンドロゲン薬	クロルマジノン（プロスタール）	○		前立腺縮小
植物・アミノ酸製剤	セルニチンポーレンエキス（セルニルトン）	○		抗炎症・抗酸化作用
漢方薬	八味地黄丸	○	○	

前立腺選択性／高 （α₁A、₁D選択的遮断）	タムスロシン（ハルナール）
	シロドシン（ユリーフ）
	ナフトピジル（フリバス）
前立腺選択性／低 （α₁Bも遮断）	プラゾシン（ミニプレス）
	テラゾシン（バソメット）
	ウラピジル（エブランチル）

＊ウラピジル（エブランチル）のみ女性に適応あり

12

排尿困難治療薬

代表薬　タムスロシン塩酸塩

一般名：タムスロシン塩酸塩

商品名：ハルナールD

剤形：錠剤　0.1mg　0.2mg

用法・用量：1日1回0.2mg　食後服用。

患者さんへの服薬指導のポイント

● 　前立腺は、男性のみ存在するので適応は男性のみです。

● 　前立腺肥大に伴う排尿障害に効果があります。

● 　α₁受容体遮断、作用時間が長いです。

● 　前立腺、膀胱頸部、後部尿道のα₁受容体に結合し、交感神経から出た化学伝達物質が受容体に結合するのを阻害し、尿道や前立腺の平滑筋の緊張を和らげます。

● 　服用時に立ちくらみ、めまいが起こることがあるので、高所での作業や自動車の運転には注意するように説明します。特に服用開始時、薬剤増量時には注意が必要です。

● 　D錠は、口の中ですぐに溶けますが、噛みくだかず、唾液と一緒に飲み込むか、水で服用します。

● 　血圧低下、吐き気、食欲低下、倦怠感、黄疸など現れたら、医師や薬剤師に相談するように伝えます。

特徴

● 過活動膀胱とは、尿意切迫、頻尿、切迫性尿失禁の症状を呈します。脳梗塞による神経障害や前立腺肥大等の非神経的な原因があります。

● 加齢により増加する傾向があり、患者のQOLが低下します。

● 第一選択薬としては、膀胱のムスカリン受容体拮抗薬や、抗コリン作用とカルシウム拮抗作用がある薬剤が用いられます。

● 膀胱のムスカリン受容体に拮抗的に働き、膀胱の過剰な収縮を抑えます。

● 高齢者では、抗コリン薬により、口渇、便秘、認知機能の低下などの副作用の出現が多くなることがあります。

● 日本では、酒石酸トルテロジン（デトルシトール）、コハク酸ソリフェナシン（ベシケア）、プロピベリン塩酸塩（バップフォー）などがあります。

過活動膀胱治療薬

分類	一般名	商品名	1日量	1日（回数）
膀胱平滑筋直接作用薬	フラボキサート塩酸塩	ブラダロン	600mg	3回
抗コリン薬	コハク酸ソリフェナシン	ベシケア	5〜10mg	1回
	イミダフェナシン	ウリトス・ステーブラ	0.2〜0.4mg	2回
	オキシブチニン塩酸塩	ポラキス	6〜9mg	3回

		ネオキシテープ	1枚	1回
	プロピベリン塩酸塩	バップフォー	20〜40mg	1〜2回
	トルテロジン酒石酸塩	デトルシトール	4 mg	1回
	フェソテロジンフマル酸塩	トビエース	4〜8 mg	1〜2回
β₃アドレナリン受容体拮抗薬	ミラベグロン	ベタニス	25〜50mg	1回
	ビベグロン	ベオーバ	50mg	1回

代表薬　コハク酸ソリフェナシン

一般名：コハク酸ソリフェナシン

商品名：ベシケア

剤形：錠剤　2.5mg　5 mg、OD錠　2.5mg　5 mg

用法・用量：1日1回5 mg　1日10mgまで増量可。
　　　　　　（Ccr＜30）1日1回2.5mg開始、1日5 mgまで。

患者さんへの服薬指導のポイント

● 膀胱平滑筋のムスカリン受容体への拮抗作用で、膀胱の緊張を緩和し、尿意切迫感、頻尿、失禁を改善します。

● 服用してから効果が現れるまで時間がかかることがあるので、自己判断で服用を中止しないように説明します。

● 抗コリン作用により、口渇、便秘が現れることがあります。

● 排尿困難の患者は、症状悪化、尿閉を誘発することがあるので、排尿困難感が増すように感じた時は医師や薬剤師に相談するよう説明します。

● 眼がかすんだり、見えにくいなどの症状が出ることがありますので、高所での作業、自動車の運転は注意が必要です。

- 多くの患者さんが恥ずかしさのため、尿失禁のことを話したがりません。質問、説明の仕方に配慮して、わかりやすい言葉を使いましょう。
- 強い収れん味があるため、噛まずに服用するよう説明します。
- D錠は、口の中ですぐに溶けますが、噛みくだかず、唾液と一緒に飲み込むか、水で服用します。

副作用

- 肝障害、尿閉、QT延長、心室頻脈、高度徐脈、口渇、便秘、腹痛、下痢、狭心症、めまい、発熱、頭痛、傾眠、不眠、発疹、蕁麻疹　等

相互作用

- 併用禁忌：閉塞隅角緑内障、尿閉、麻痺性イレウス、重症筋無力症　等

第13章

眼科系に作用する薬剤

眼科の疾患に使用する薬剤について取り扱います。

散瞳薬、緑内障治療薬、白内障治療薬、ステロイド薬・非ステロイド薬、菌薬・抗ウイルス薬、抗アレルギー薬、角膜治療薬、網膜疾患治療薬について説明します。

13-1 散瞳薬

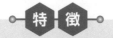

特　徴

● 副交感神経を抑えることで瞳を大きく開いたり、ピントを調節する筋肉を休ませたりする作用があり、検査等でよく使われます。

散瞳薬

一般名	主な商品名	主な作用	
アトロピン硫酸塩水和物	日点アトロピン点眼液	副交感神経抑制	遠視・乱視等屈折検査
	リュウアト眼軟膏		目の中の炎症
シクロペントラート塩酸塩	サイプレジン点眼液	副交感神経抑制	遠視・乱視等屈折検査
トロピカミド	ミドリンM点眼液	副交感神経抑制	眼底検査 ピント調節の改善
フェニレフリン塩酸塩	ネオシネジンコーワ点眼液	交感神経刺激	眼底検査
トロピカミド・フェニレフリン塩酸塩配合	ミドリンP点眼液	副交感神経抑止	眼底検査
		交感神経刺激	

代表薬　トロピカミド

一般名：トロピカミド
商品名：ミドリンM点眼液
剤形：5 mL

用法・用量：診断又は治療を目的とする散瞳　1日1回　1回1
　　　　　　～2滴。
　　　　　　調節麻痺　3～5分おきに2～3回　1回1滴。

患者さんへの服薬指導のポイント

● 　診断または治療を目的とする散瞳と調節を麻痺させます。

● 　目の筋肉の緊張をほぐし、調節することで視力回復を期待するお
薬です。散瞳作用があるため昼間にさすとまぶしくなってしまうの
で、寝る前にさしてください。

● 　TVゲームの時間を減らす等、生活態度の見直しも大切です。

● 　散瞳又は調節麻痺が回復するまで自動車の運転等危険を伴う機械
の操作はしないでください。

● 　サングラスを着用する等、太陽光や強い光を直接見ないようにし
ましょう。

● 　緑内障及び狭隅角や前房が浅いなどの眼圧上昇の素因のある方に
は禁忌です。

副作用

主な副作用	症状	対策
眼瞼炎	眼瞼発赤・腫脹	中止
過敏症	そう痒感、湿疹、蕁麻疹、かゆみ	中止
結膜炎	結膜充血・浮腫	中止

豆知識

❖ ミドリンM(散瞳薬)が子供の視力回復トレーニングに使われる？

　　子供がTVゲームのやりすぎなどで急に近視が進んだ場合など
の「仮性近視（調節緊張）」にミドリンMが使われることがあり

ます。ミドリンMは調節力を麻痺させることで毛様体筋の緊張を
ほぐし、遠くの方を見ているのと同じ状態にする効果があり、寝
ている間に数時間の望遠訓練をしているのと同等の効果が期待さ
れるといわれています。散瞳薬でもあるため寝る前に点眼しま
す。

13-2 緑内障治療薬

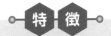

特徴

● 房水の産生を抑え、流出促進することで眼圧を下げ、緑内障における視野の悪化を抑えるお薬です。

緑内障治療薬

作用		一般名	主な商品名
副交感神経作動薬	コリン作動薬	ピロカルピン塩酸塩	サンピロ点眼液
	コリンエステラーゼ阻害薬	ジスチグミン臭化物	ウブレチド点眼液
交感神経刺激薬		ジピベフリン塩酸塩	ピバレフリン点眼液
交感神経遮断薬	β遮断薬	チモロールマレイン酸塩	チモプトール点眼液
			チモプトールXE点眼液
			リズモンTG点眼液
		ベタキソロール塩酸塩	ベトプティック点眼液
			ベトプティックエス懸濁性点眼液
		カルテオロール塩酸塩	ミケラン点眼液
			ミケランLA点眼液
	αβ遮断薬	ニプラジロール	ハイパジールコーワ点眼液
		レボブノロール塩酸塩	レボブノロール塩酸塩点眼液
	α_1遮断薬	ブナゾシン塩酸塩	デタントール点眼液
	α_2作動薬	ブリモニジン酒石酸塩	アイファガン点眼液

プロスタグランジン系製剤	ラタノプロスト	キサラタン点眼液
	トラボプロスト	トラバタンズ点眼液
	イソプロピルウノプロストン	レスキュラ点眼液
	タフルプロスト	タプロス点眼液
	ビマトプロスト	ルミガン点眼液
選択的EP$_2$受容体作動薬	オミデネパグイソプロピル	エイベリス点眼液
炭酸脱水酵素阻害薬	ドルゾラミド塩酸塩	トルソプト点眼液
	ブリンゾラミド	エイゾプト懸濁性点眼液
Rhoキナーゼ阻害薬	リパスジル塩酸塩	グラナテック点眼液

配合剤	プロスタグランジン製剤+β遮断薬	ラタノプロスト（キサラタン）	ザラカム配合点眼液
		チモロールマレイン酸塩（チモプトール）	
		タフルプロスト（タプロス）	タプコム配合点眼液
		チモロールマレイン酸塩（チモプトール）	
		トラボプロスト（トラバタンズ）	デュオトラバ配合点眼液
		チモロールマレイン酸塩（チモプトール）	
		ラタノプロスト（キサラタン）	ミケルナ配合点眼液
		カルテオロール塩酸塩（ミケランLA）	
	炭酸脱水酵素阻害薬+β遮断薬	ブリンゾラミド（エイゾプト）	アゾルガ配合懸濁性点眼液
		チモロールマレイン酸塩（チモプトール）	

		ドルゾラミド塩酸塩（トルソプト）	コソプト配合点眼液
		チモロールマレイン酸塩（チモプトール）	
	$α_2$作動薬＋β遮断薬	ブリモニジン酒石酸塩（アイファガン）	アイベータ配合点眼液
		チモロールマレイン酸塩（チモプトール）	

代表薬（β遮断薬） チモロールマレイン酸塩

一般名：チモロールマレイン酸塩
商品名：チモプトールXE
剤形：0.25%　0.5%　各2.5mL
用法・用量：通常、0.25%製剤を1回1滴、1日1回点眼。
　　　　　　十分な効果が得られない場合　0.5%製剤　1回1滴、1日1回点眼。

患者さんへの服薬指導のポイント

● 緑内障、高眼圧症に効果があります。

● 他の点眼剤を併用する場合には、本剤投与前に少なくとも10分間の間隔をあけて点眼しましょう。（ゲル化剤）

● 眼の表面で涙液と接触することにより点眼液がゲル化するため、霧視又はべたつきが数分間持続することがあります。

● 気管支喘息、気管支痙攣、重篤な慢性閉塞性肺疾患のある方には禁忌です。（β-受容体遮断による気管支平滑筋収縮作用に注意）

● 心不全、洞性徐脈、房室ブロック（II、III度）、心原性ショックのある方には禁忌です。（β-受容体遮断による陰性変時・変力作用に注意）

注意すべき副作用

主な副作用	症状	対策
眼科的	霧視、結膜充血角膜上皮障害、眼刺激	中止
全身性	不整脈・除脈、頭痛	中止

代表薬（プロスタグランジン系）ビマトプロスト

一般名：ビマトプロスト
商品名：ルミガン点眼液
剤形：2.5mL
用法・用量：1回1滴、1日1回点眼（1日1回まで）。

患者さんへの服薬指導のポイント

- 緑内障、高眼圧症に効果があります。
- 点眼後は洗顔するかよく拭き取りましょう。
  （眼瞼への色素沈着による色調変化及び眼周囲の多毛化に注意）
- しみる、そう痒感、眼痛が持続するときはご相談ください。
  （角膜上皮障害：点状表層角膜炎、糸状角膜炎、角膜びらんに注意）
- 瞳の色に変化がみられるときは中止しましょう。（虹彩色調変化に注意）

副作用

主な副作用	症状	対策
結膜充血、眼そう痒症、角膜びらん	湿疹、蕁麻疹、かゆみ	中止
睫毛の異常、眼瞼の多毛、色素沈着	睫毛が長く、太く、濃くなる等	洗顔/中止

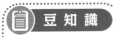

❖ **緑内障とは**

　　房水の産生と排泄のバランスが崩れて眼内圧が亢進し、視野が欠損する疾患で、一度視神経が障害されると元には戻らないため、早めの治療が大切です。正常眼圧は10〜20mmHg。

閉塞隅角緑内障

　　房水の出口である隅角が虹彩によってふさがれ、水晶体と虹彩の間が狭くなり、房水が抜けにくくなることで眼圧が上昇するのが閉塞性緑内障です。

　　「緑内障に禁忌」とありますが、特にこの閉塞性では薬物が引き金になり、急激な眼圧上昇を起こす急性緑内障発作（眼痛、頭痛、吐き気などの激しい自覚症状。50mmHg↑極端な場合は100mmHg）を起こすことがあるので注意が必要です。治療が遅れると失明することもあります。片目だけに起こるのが特徴です。

開放隅角緑内障

　　隅角は開いているが、房水排出路の１つである線維柱帯とその奥にあるシュレム管が目詰まりを起こし、うまく房水が流出されないために眼圧が上昇するのが開放隅角緑内障で、全体の約90%を占めます。強度の近視、糖尿病の人にもみられますが、遺伝的素因が関係しているといわれています。

正常眼圧緑内障

　　開放隅角緑内障のうち、眼圧が正常範囲にありながら、視神経乳頭変化と視野変化が起こるのが正常眼圧緑内障です。視神経の血液循環の悪化、遺伝や免疫、ストレス等により通常では緑内障

を起こさない程度の眼圧でも視神経が障害されるのではないかと考えられています。日本人の6割はこのタイプで、加齢や近視もリスク要因であると考えられています。

その他疾患・薬物による続発緑内障

　糖尿病や網膜症では新生血管で隅角がふさがれて眼圧が高くなり、白内障やぶどう膜炎では炎症により眼圧が高くなります。また、眼球を強く打つと、虹彩の付け根が眼球壁からはずれ、線維柱帯の機能が悪くなって眼圧が上昇します。薬物ではステロイド薬の長期点眼で閉塞性の隅角障害を起こすことがあるため、特に注意が必要です。

❖ リズモンTG点眼液の熱応答について

　ゲル基剤：メチルセルロース；体温付近(34度)になるとゲル化。
　点眼後、体温で温度が上がると徐々にゲル化してきます。常温で固まってしまっても、可逆性なので、また冷蔵庫で冷やしてから使えば大丈夫です。

❖ チモプトールXEのイオン応答について

　ゲル基剤のジェランガム（陽イオン化でゲル化）を使用しているために、点眼後、涙の中のナトリウムと反応し瞬時にゲル化します。瞬時にゲル化するため、霧視が起こりやすいので注意しましょう。涙の量が少ない人は特に注意してください。

❖ 緑内障薬の作用について

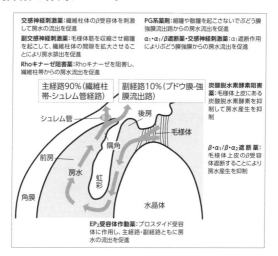

交感神経刺激薬:繊維柱体のβ受容体を刺激して房水の流出を促進

副交感神経刺激薬:毛様体筋を収縮させ縮瞳を起こして、繊維柱体の間隙を拡大させることにより房水排出を促進

Rhoキナーゼ阻害薬:Rhoキナーゼを阻害し、繊維柱帯からの房水流出を促進

PG系薬剤:縮瞳や散瞳を起こさないでぶどう膜強膜流出路からの房水流出を促進

α₁・α₁/β遮断薬・交感神経刺激薬:α₁遮断作用によりぶどう膜強膜からの房水流出を促進

主経路90%(繊維柱帯-シュレム管経路)

副経路10%(ブドウ膜-強膜流出路)

シュレム管

後房

前房

隅角

毛様体

房水

虹彩

角膜

水晶体

炭酸脱水素酵素阻害薬:毛様体上皮にある炭酸脱水素酵素を抑制して房水産生を抑制

β・α₁/β・α₂遮断薬:毛様体上皮のβ受容体遮断することにより房水産生を抑制

EP₂受容体作動薬:プロスタイド受容体に作用し、主経路・副経路ともに房水の流出を促進

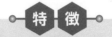

13-3 白内障治療薬

特 徴

水晶体繊維の細胞膜の酸化的破壊、構造蛋白の酸化を防止することで白内障を予防するお薬です。

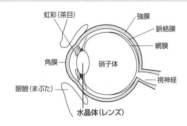

白内障治療薬

一般名	主な商品名	主な作用
グルタチオン	タチオン点眼	水晶体や角膜のグルタチオン濃度を高め水晶体の透明性を保ちます。
ピレノキシン	カタリン点眼	水晶体の水溶性蛋白が不溶性化するのを防ぎ水晶体の透明性を保ちます。（水晶体蛋白変性抑制作用）
	カタリンK点眼	
	カリーユニ点眼	

代表薬　ピレノキシン

一般名：ピレノキシン

商品名：カリーユニ点眼液

剤形：5 mL

用法・用量：用時よく振り混ぜたのち、1回1〜2滴、1日3〜5回点眼。

患者さんへの服薬指導のポイント

- 初期老人性白内障に効果があります。
- 保管の仕方によっては振り混ぜても粒子が分散しにくくなる場合があるので、上向きに保管し、よく振ってから使用しましょう。
- 今の症状を改善する薬ではありません。進行予防のために継続して使用してください。

注意すべき副作用

主な副作用	症状	対策
眼	角膜炎、結膜充血、結膜炎、刺激感、そう痒感、霧視、眼脂、流涙、眼痛、眼の異常感、眼の異物感	中止
過敏症	眼瞼炎、接触性皮膚炎	中止

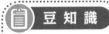

豆知識

❖ 白内障の手術について

　白内障は水晶体内のαクリスタリン蛋白変性に伴う不溶性蛋白増加により起こるとされています。最も多いのは加齢に伴う老人性白内障です。かすんで見えたり、明るいところへ出ると眩しく見にくかったり、ぼやけて二重・三重に見えることがあります。進行して水晶体が混濁すると元の透明性を回復することはできませんので、手術以外に視力を回復する手段はありません。

　白内障が進行したときには、手術が必要になります。挿入するときに折りたたみ可能なシリコンやアクリル素材の後房レンズが開発され白内障手術は小切開創で可能になり、日帰り手術も行われるようになりました。

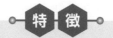

13-4 ステロイド薬・非ステロイド薬

特徴

● 眼瞼炎、結膜炎、角膜炎、術後の炎症などの症状に使用します。

ステロイド薬

一般名	主な商品名
デキサメタゾンリン酸エステルナトリウム	オルガドロン点眼・点耳・点鼻液
デキサメタゾンメタスルホ安息香酸エステルナトリウム	サンテゾーン点眼液
	サンテゾーン眼軟膏
フルオロメトロン	フルメトロン点眼液
プレドニゾロン酢酸エステル	プレドニン眼軟膏
ベタメタゾンリン酸エステルナトリウム	リンデロン点眼・点耳・点鼻液0.1%
	リンデロン点眼液0.01%
メチルプレドニゾロン・フラジオマイシン硫酸塩	ネオメドロールEE軟膏
ベタメタゾンリン酸エステルナトリウム・フラジオマイシン硫酸塩	点眼・点鼻用リンデロンA液
	眼・耳科用リンデロンA軟膏

代表薬（ステロイド）　フルオロメトロン

一般名：フルオロメトロン
商品名：フルメトロン点眼液
規格：0.1%　0.02%　各5 mL
用法・用量：1回1～2滴、1日2～4回点眼（用時振る）。

患者さんへの服薬指導のポイント

● 目の炎症やアレルギーを抑える薬です。

● 角膜上皮剥離・角膜潰瘍、ウイルス性結膜・角膜疾患、結核性眼疾患、真菌性眼疾患、化膿性眼疾患のある患者さんに禁忌です。

● 連用等により緑内障、角膜ヘルペス、角膜真菌症、緑膿菌感染症、穿孔、後嚢下白内障の報告がありますので注意しましょう。

非ステロイド抗炎症薬

一般名	主な商品名	主な作用
アズレンスルホン酸ナトリウム水和物	AZ点眼液	抗炎症作用 抗アレルギー作用
ジクロフェナクナトリウム	ジクロード点眼液	PG生成抑制による抗炎症作用
プラノプロフェン	ニフラン点眼液	
	プロラノン点眼液	
ブロムフェナクナトリウム水和物	ブロナック点眼液	
ネパフェナク	ネバナック懸濁性点眼液	内眼部手術における術後の抗炎症作用

代表薬（非ステロイド）プラノプロフェン

一般名：プラノプロフェン
商品名：プロラノン点眼液
規格：5 mL
用法・用量：1回1～2滴、1日4回点眼。

患者さんへの服薬指導のポイント

● 炎症や痛みの関与するプロスタグランジンPGの生成を抑え、炎

13

ステロイド薬・非ステロイド薬

329

症を抑え腫れや発赤、痛みなどの症状を改善します。

● ステロイドでは長期連用で緑内障等重篤な副作用を起こすおそれがありますが、非ステロイドはステロイドより比較的安全に使用できます。

● 外眼部及び前眼部の炎症性疾患の対症療法（眼瞼炎、結膜炎、角膜炎、強膜炎、上強膜炎、前眼部ブドウ膜炎、術後炎症）です。

副作用

主な副作用	症状	対策
過敏症	眼瞼炎、眼瞼発赤・腫脹、接触性皮膚炎	中止
眼	刺激感、結膜充血、そう痒感、眼脂、流涙　等	中止

13 - 5　抗菌薬・抗ウイルス薬

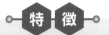

特　徴

● 菌（カビ・ウイルス）を殺し、結膜炎、麦粒腫（ものもらい）、眼瞼炎、角膜炎などの感染症を治療する薬です。

抗菌薬・抗ウィルス薬

分類	一般名	主な商品名
セフェム系	セフメノキシム塩酸塩	ベストロン点眼用
アミノグリコシド系	ジベカシン硫酸塩	パニマイシン点眼液
	トブラマイシン	トブラシン点眼液
マクロライド系	アジスロマイシン水和物	アジマイシン点眼液
ニューキノロン系	オフロキサシン	タリビット点眼液
		タリビット眼軟膏
	ガチフロキサシン水和物	ガチフロ点眼液
	ノルフロキサシン	バクシダール点眼液
	塩酸ロメフロキサシン	ロメフロン点眼液
	レボフロキサシン水和物	クラビット点眼液
	トスフロキサシントシル酸塩水和物	オゼックス点眼液
	モキシフロキサシン塩酸塩	ベガモックス点眼液
グリコペプチド系	バンコマイシン塩酸塩	バンコマイシン眼軟膏
抗真菌剤	ピマリシン	ピマリシン点眼液
		ピマリシン眼軟膏
配合剤	エリスロマイシンラクトビオン酸塩＋コリスチンメタンスルホン酸ナトリウム	エコリシン眼軟膏

13

抗菌薬・抗ウイルス薬

配合剤	クロラムフェニコール＋コリスチンメタンスルホン酸ナトリウム	オフサロン点眼液
抗ウイルス剤	アシクロビル	ゾビラックス眼軟膏

代表薬（抗菌薬） レボフロキサシン水和物

一般名：レボフロキサシン水和物

商品名：クラビット点眼液0.5%・1.5%

剤形：0.5%　1.5%　各5 mL

用法・用量：1回1滴、1日3回点眼。

患者さんへの服薬指導のポイント

- 眼瞼炎、涙嚢炎、麦粒腫、結膜炎、角膜炎等に用います。
- 耐性菌の発現等を防ぐため必要最小限の期間の投与に留めましょう。

副作用

主な副作用	症状	対策
過敏症	眼刺激感、眼そう痒感	中止
眼	びまん性表層角膜炎等の角膜障害、眼瞼炎	中止

代表薬（抗ウィルス薬） アシクロビル

一般名：アシクロビル

商品名：ゾビラックス眼軟膏

剤形：3%　5%

用法・用量：適量を1日5回塗布。

患者さんへの服薬指導のポイント

● 単純ヘルペスウイルスに起因する角膜炎に効果があります。

● ７日間使用し改善しない又は悪化する場合には他の治療に切り替えます。

● 使用中はコンタクトレンズの着用を避けましょう。

副作用

主な副作用	症状	対策
眼	びまん性表在性角膜炎等、結膜びらん	中止

13-6 抗アレルギー薬

● アレルギーによる目のかゆみ、充血、涙目などの症状を改善する薬です。

抗アレルギー薬

	一般名	主な商品名
ヒスタミンH₁拮抗薬（第2世代抗ヒスタミン薬）	ケトチフェンフマル酸塩	ザジテン点眼液
	オロパタジン塩酸塩	パタノール点眼液
	レボカバスチン塩酸塩	リボスチン点眼液
	エピナスチン塩酸塩	アレジオン点眼液
		アレジオンLX点眼液
ケミカルメディエーター遊離抑制薬	アシタザノラスト水和物	ゼペリン点眼液
	イブジラスト	ケタス点眼液
	クロモグリク酸ナトリウム	インタール点眼液
	トラニラスト	リザベン点眼液
	ペミロラストカリウム	アレギサール点眼液

代表薬　オロパタジン塩酸塩

一般名：オロパタジン塩酸塩

商品名：パタノール点眼液0.1%

剤形：5 mL

用法・用量：1回1〜2滴、1日4回（朝、昼、夕方及び就寝前）点眼。

- アレルギー性結膜炎に効果があります。
- ソフトコンタクトレンズを装用したまま点眼することは避けましょう。コンタクトレンズをはずして点眼、10分以上経過後再装用しましょう。防腐剤ベンザルコニウム塩化物含有のため、レンズに吸着し角膜を傷つける可能性があるからです。

副作用

主な副作用	症状	対策
眼局所	眼痛、角膜炎、そう痒症	中止
精神神経系	頭痛	中止
肝臓	ALT（GPT）上昇、AST（GOT）上昇	中止

13
抗アレルギー薬

豆知識

❖ **後発白内障とは**

術後水晶体嚢に起こる創傷治癒反応の結果生じた瘢痕組織が瞳孔領に及んだり、異所性再生水晶体繊維が後嚢上に生じた場合に後嚢混濁が起こることです。術後に入れたレンズが濁ってしまい、また白内障のように視野が白く見えにくくなります。

この治癒反応には水晶体上皮細胞が主に関与しており、この増殖を抑制すれば後発白内障が抑制できるといわれています。水晶体上皮細胞の遊走・増殖、上皮間葉転換はTGF-Bにより制御されており、このTGF-Bの産生抑制や繊維芽細胞の増殖、コラーゲン合成抑制作用（ケロイド防止の作用と同じ）があるリザベン点眼液が有効との報告があります。

春季カタル治療薬

分類	一般名	主な商品名
免疫抑制薬	シクロスポリン	パピロックミニ点眼液
	タクロリムス水和物	タリムス点眼液

代表薬　タクロリムス（点眼）

一般名：タクロリムス水和物

商品名：タリムス点眼液0.1%

用法・用量：用時よく振り混ぜたのち、通常、1回1滴を1日2
　　　　　　回点眼する。

患者さんへの服薬指導のポイント

● 　免疫反応を抑えることで、「春季カタル」による目の腫れなどの
症状を改善するお薬です。

● 　抗アレルギー薬で効果が不十分な時に使用します。

● 　眼部熱感、眼刺激等が多い副作用です。

● 　緑内障の患者さんは眼圧が上がりやすくなるので、定期的な眼圧
検査が必要です。

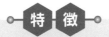

13-7 角膜治療薬

特徴

- 角膜治療薬はドライアイの改善やビタミン欠乏、代謝障害による角膜炎や眼瞼炎に用いられます。
- ドライアイとは涙液の減少や質的な変化により眼の表面に障害を生じる疾患です。

角膜治療薬

一般名	主な商品名	主な作用
コンドロイチン硫酸エステルナトリウム	アイドロイチン点眼液	角膜保護作用・角膜乾燥抑制・角膜透明性保持作用
補酵素型ビタミンB$_2$	フラビタン点眼液・眼軟膏	角膜組織呼吸亢進作用
ヒアルロン酸ナトリウム	ヒアレイン点眼液	角膜創傷治癒促進・角膜上皮進展促進・角膜乾燥防止作用
	ヒアレインミニ点眼液	
レバミピド	ムコスタ点眼液	ムチン産生促進・角結膜上皮障害改善作用
ジクアホソルナトリウム	ジクアス点眼液	水分・ムチン分泌促進作用・膜型ムチン産生促進作用
フラビンアデニンジヌクレオチドナトリウム＋コンドロイチン硫酸エステルナトリウム	ムコファジン点眼液	角膜組織呼吸亢進作用・角膜保護作用
	ムコティア点眼液	
配合剤	人工涙液マイティア	角膜乾燥防止作用

代表薬　ヒアルロン酸ナトリウム

一般名：ヒアルロン酸ナトリウム

商品名：ヒアレイン点眼液、ヒアレインミニ点眼液

剤形：0.1%、0.3%　ヒアレイン点眼液5mL、ヒアレインミニ点眼液0.4mL

用法・用量：1回1滴1日5～6回点眼（効果不十分：0.3%製剤を投与）

患者さんへの服薬指導のポイント

● 　ヒアレインミニは防腐剤の入っていない使いきりタイプです。

● 　ヒアレインミニの適応は「シェーグレン症候群、スティーブンス・ジョンソン症候群に伴う角膜上皮障害」のみです。コンタクトレンズ装用等による角結膜上皮障害に保険適応はありません。

副作用

主な副作用	症状	対策
過敏症	眼瞼炎、眼瞼皮膚炎	中止
眼	そう痒感、刺激感、結膜炎、結膜充血等	中止

特 徴

- 加齢黄斑変性とは、加齢に伴って網膜の中心部である黄斑に障害が起こり、ものが見えづらくなる疾患です。

- 日本でも欧米型の食生活など生活様式の変化により緑内障、糖尿病網膜症、網膜色素変性に続く失明原因になっています。

- 加齢黄斑変性には「滲出型（ウェット型）」と「萎縮型（ドライ型）」の2つの種類があります。

- 日本人に多い滲出型加齢黄斑変性の治療は、異常な血管の新生を抑えるVEGF阻害薬が中心です。

抗VEGF（血管内皮増殖因子）薬治療

一般名	主な商品名	投与法
ベルテポルフィン	ビスダイン	光線力学療法に使用します。※
ラニビズマブ	ルセンティス	硝子体内に直接注射します。
アフリベルセプト	アイリーア	

※光線力学療法は、静脈注射後に特殊なレーザー光を網膜に照射する治療法です。
投与後2日間は全身を日光から遮光する必要があります。

コラム8 Column　上手な眼科用剤の使い方

　人間が五感を使って得る情報の約80〜90%は「目」から得ています。目薬や眼軟膏等を上手に使えるよう服薬指導のポイントを挙げました。

●上手な目薬の差し方について

① 空いている手を眼の下にあてて下まぶたを軽く引き下げ、点眼薬を持つ手を固定させて、眼球と結膜の間に薬液を落とすようにしましょう。点眼薬は1滴＝30〜50μL。結膜嚢にためておけるのは25〜30μLなので1回の点眼では1滴で十分です。

② 点眼後は1分間眼を閉じましょう。

 目頭（涙嚢部）を軽く押さえます。これは鼻涙管へ薬剤が流れ出ることを防ぎ、効果を高めるためです。また全身性副作用の回避にもなります。

③ 2種類以上の点眼薬は5分以上間隔をあけましょう。
結膜嚢で薬液が吸収されるのに約5分かかるため、先に点眼した液が洗い流されるのを防ぐためです。理想的には、

　　水溶性基材➡懸濁性基材➡ゲル基材➡眼軟膏

懸濁・ゲル基材では10分以上間隔をあける薬剤もあります。

●上手な眼軟膏の点入について

　下まぶたを下方に引っ張り眼球を上方に向けてチューブから軟膏を少しずつ出しながら下まぶたの内側に横に細長く軟膏を入れてください。容器の先端が直接眼に触れないように注意。

　点入したら軽く瞬きをし、清潔なガーゼやティッシュで余分な軟膏を拭きとってください。点入後、一時的に見えにくくなることがあるので注意しましょう。

第14章

生活改善薬剤

生活改善薬剤について取り扱います。
経口避妊薬、禁煙補助薬、発毛・育毛薬、勃
起不全治療薬について説明します。

14-1 経口避妊薬

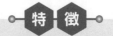

● OC（oral contraceptives）は、エストロゲンとプロゲステロンの合剤です。月経周期に合わせて毎日1錠忘れることなく服用すると、排卵を抑制し、子宮内膜増殖抑制、頸管粘膜の変化で避妊効果が得られます。

低用量ピル

代表薬　エチニルエストラジオール・ノルエチステロン配合

一般名：エチニルエストラジオール・ノルエチステロン
商品名：シンフェーズT28
剤形：錠剤
用法・用量：1日1回　決められた一定時間に服用。

患者さんへの服薬指導のポイント

● 月経周期にあわせて毎日1錠、決められた時間を守って服用しましょう。
● 配合されている2種類の女性ホルモンが排卵を抑制し、避妊効果が得られます。
● 服用を始めて1〜2周期は吐き気や乳房の張り、不正出血が現れることがあります。通常は服用していくうちにこのような症状は消失します。
● 服用により、長時間太陽の光を浴びると色素沈着を起こすため、

出来るだけ外出を避けて、外出時は帽子や手袋の着用をおすすめします。

● 投与中は6カ月ごとに検診、1年ごとに骨盤内臓器検査を行います。

● 年齢35歳以上、1日15本以上タバコを吸う患者は心筋梗塞など重篤な心血管系の副作用の危険性が高まりますので、禁煙するよう指導しましょう。

● 避妊で保険適用はありませんが、医師の処方せんが必要です。

副作用

● アナフィラキシー様症状、血栓症、体重増加、片頭痛、イライラ、性欲減退、むくみ、吐き気、膣炎　等

相互作用

● 併用薬作用増強：副腎皮質ステロイド、三環系抗うつ薬、セレギリン、シクロスポリン、テオフィリン、オメプラゾール　等
● 併用薬作用減弱：血糖降下剤、モルヒネ、サリチル酸　等
● 本剤作用増強：エトラビリン、フルコナゾール　等
● 本剤作用減弱：リファンピシン、フェノバルビタール、フェニトイン、カルバマゼピン、テトラサイクリン系、ペニシリン系　等

緊急避妊薬

代表薬　ノボノルゲストレル

一般名：ノボノルゲストレル
商品名：ノルレボ錠1.5mg
用法・用量：性交後72時間以内に1回1.5mgを服用。

患者さんへの服薬指導のポイント

- やむを得ない事情により対面診療を受けることが困難な場合、オンライン診療が可能となります。
- オンライン診療を行う医師、薬剤師は厚生労働省の定める研修を受ける必要があります。
- オンライン診療が可となる病院リスト、それに伴う調剤が可となる薬局リストは厚生労働省のホームページで公開されます。
- 調剤されたお薬は、必ず薬剤師の目の前で服用してもらいます。
- ３週間後、必ず産婦人科を受診（対面）する必要があります。

14-2 禁煙補助薬

◆ 特 徴 ◆

禁煙を行うには、ニコチン離脱症状を軽減するニコチン置換療法とニコチン受容体拮抗・部分作動薬の２つに分けられます。

また、本人の禁煙に対する強い意思や家族の協力が必要です。禁煙補助薬には、ニコチン（ニコチネルTTS）とバレニクリン酒石酸塩（チャンピックス）があります。

禁煙補助剤

一般名	特徴	メリット	デメリット
ニコチンパッチ（OTC・処方せん）	・皮膚吸収貼付薬。 ・禁煙開始8週間を目安に貼付サイズを徐々に小さいサイズに切り替える。	・貼付薬のため簡単。 ・血中濃度安定維持。 ・食欲抑制効果あり。 ・健康保険適応。	・喫煙欲求に対処不可。 ・汗をかく、スポーツをする方には使いにくい。 ・処方せん薬。
バレニクリン（処方せん）	・ニコチン含有なし。 ・禁煙時離脱症状軽減。 ・喫煙満足感抑制。 ・禁煙開始1週間前〜12週間服用。	・内服薬のため簡単。 ・循環器疾患患者にも使用しやすい。 ・健康保険適応。	・喫煙欲求に対処不可。 ・処方せん薬。
ニコチンガム（OTC）	・薬局で購入可。 ・口の粘膜よりニコチン吸収。 ・離脱症状を抑制することができる。 ・禁煙開始12週間を目安に使用個数を減らす。	・短時間で効果発現。 ・ニコチン摂取量自己調節可能。 ・口寂しさを補える。 ・食欲抑制効果有り。	・噛み方の指導必要。 ・歯の状態や職業により使用しにくいことがある。

代表薬（外用）　ニコチン

一般名：ニコチン

商品名：ニコチネルTTS

剤形：貼付薬　10（10cm^2、ニコチン17.5mg）、20（20cm^2、ニコチン35mg）、30（30cm^2、ニコチン52.5mg）

用法・用量：1日1枚、24時間貼付。10週間を超えて継続投与しない。

投与開始〜4週間	5〜7週間	8〜10週間
TTS　30	TTS　20	TTS　10

患者さんへの服薬指導のポイント

● ニコチン置換療法は、ニコチンの摂取を喫煙以外の方法にして、離脱症状を軽減しながら、ニコチンの摂取量を徐々に減らし、最終的にゼロにする方法です。

● おなか、腕、背中などに貼付します。同じ場所に貼付し続けるとかぶれるので、貼る場所は毎回変更しましょう。

● 内袋から取り出した後は、1カ月以内に使用しましょう。

● サウナや激しい運動の際には、前もってはがしておいてください。

● ニコチンを含有していますので、未使用、使用にかかわらずお子さんの手の届かないよう取り扱いには注意しましょう。

● 保険適用になる対象者や施設が限られています。

● 約7％の方に不眠がみられます。

副作用

● アナフィラキシー様症状、接触皮膚炎、不眠、頭痛、悪夢、動悸、吐き気　等

併用禁忌

● 非喫煙者、妊婦、授乳婦、不安定狭心症、急性期心筋梗塞、重篤な不整脈、脳血管障害回復初期　等

相互作用

● 併用薬作用減弱：アドレナリン遮断薬
● 併用薬作用増強：フェナセチン、カフェイン、テオフィリン、イミプラミン、ペンタゾシン、フロセミド、プロプラノール、アドレナリン作動薬

代表薬（内用）　バレニクリン

一般名：バレニクリン
商品名：チャンピックス
剤形：錠剤　0.5mg　1mg
用法・用量：1日1〜2回　服用。投与期間12週間。

投与開始1〜3日目	4〜7日目	8日目〜12週間
1日1回、1回0.5mg	1日2回、1回0.5mg	1日2回、1回1mg

患者さんへの服薬指導のポイント

● ニコチン受容体部分作動薬です。
● ニコチン依存症の喫煙者に対する禁煙の補助として使用します。
● 禁煙に伴う離脱症状を抑えるだけでなく、喫煙に対する満足感を抑制し、喫煙願望を弱めます。
● すぐに禁煙するのではなく、服用開始から1週間で喫煙本数を減らしていきます。服用方法については特徴を説明しましょう。
● 抑うつ気分、自殺念慮の報告があり、投与時は患者の状態を十分観察しましょう。自殺念慮が現れた場合、服用を中止し医師に連絡しましょう。

副作用

● 皮膚粘膜眼症候群、多形紅斑、血管浮腫、意識障害、不眠症、頭痛、便秘、吐き気、鼓腸、食欲不振・亢進、不安、抑うつ、ほてり、高血圧、胃部不快感、下痢、口内乾燥、頻尿　等

相互作用

● 本剤作用増強：シメチジン

禁煙補助薬の主な副作用と対処方法

一般名	副作用症状	対処方法
ニコチンパッチ	皮膚の発疹、かゆみ	・貼付場所を毎日変更。 ・抗ヒスタミン薬、ステロイド剤等の外用薬投与。 ・水疱など、皮膚症状が強い場合は投与中止し他薬に変更。
	不眠	・貼り変え時間を確認し、起床時に変更を提案。改善がみられない場合は、起床時貼付し就寝前にはがす。
バレニクリン	嘔気	・服用後1～2週間で発現頻度高いが、多くの場合は自然消滅する。 ・飲水や食後服用を徹底する。症状がつらい場合は、制吐剤を処方又は、本剤を減薬する。
	頭痛、便秘、不眠、異常夢、鼓腸	・頭痛薬、便秘薬、睡眠剤を処方。または、本剤を減薬する。
ニコチンガム	口腔内刺激感、嘔気、口内炎、腹部不快感	・噛み方を確認し、正しい噛み方を指導。 ・症状が強い場合は他剤への変更も検討する。

14-3 発毛・育毛薬

特徴

人間の髪の毛の発毛・脱毛サイクルは、2〜6年といわれ、ヘアサイクルといいます。男性型脱毛症（AGA）は、このヘアサイクルが様々な原因で1〜2年と短くなり、髪の毛が完全に成長する前に抜けてしまうことで発症します。壮年期の脱毛は遺伝的要素が大きいことが知られています。

一般名	主な商品名	注意
フィナステリド	プロペシア	
デュタステリド	ザガーロ	一般名がアボルブ（前立腺肥大治療薬）と同じ。

代表薬（内用）　フィナステリド

一般名：フィナステリド

商品名：プロペシア

剤形：錠剤　0.2mg　1mg

用法・用量：1日1回　0.2mg、1日1mgまで。

患者さんへの服薬指導のポイント

● 男性における男性型脱毛症の進行の遅延に効果があります。

● 服用を忘れた場合は、1回あけて、次回1回分を服用しましょう。

● 肝機能障害を起こすことがありますので、疲れやすいなどの症状

が出た場合は、医師又は薬剤師に相談してください。

副作用

● 　肝機能障害、リビドー減退、そう痒感、口唇腫脹、顔面腫脹、蕁麻疹、発疹、睾丸痛、乳房圧痛、乳房肥大　等

14-4 勃起不全治療薬

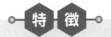

特徴

- 勃起不全（以下ED）は心因性などの機能性EDと、血管性・内分泌性・陰茎性などの基質性EDがあります。
- 治療には、ホスホジエステラーゼ5（PDE5）阻害薬が使われます。

勃起不全治療薬

一般名	主な商品名	注意
シルデナフィルクエン酸塩	バイアグラ	一般名がレバチオ（肺高血圧症治療薬）と同じ
バルデナフィル塩酸塩	レビトラ	
タダラフィル	シアリス	一般名がアドシルカ（肺高血圧症治療薬）とザルティア（排尿障害治療薬）と同じ

※タダラフィルCI「シアリス」、タダラフィルZA「ザルティア」と標記

代表薬 タダラフィル

一般名：タダラフィル

商品名：シアリス

錠形：錠剤　5 mg　10mg　20mg

用法・用量：1日1回10mg　性行為約1時間前に服用。投与間隔は24時間あけること。効果不十分時、20mgまで。

※軽度・中等度の肝障害、中等度・重度の腎障害のある方は用量調節の必要あり。

351

患者さんへの服薬指導のポイント

- 硝酸薬、一酸化窒素（NO）供与薬との併用は禁忌です
- 心血管障害などを持つ方は服用できません。
- 主な副作用は顔のほてり、目の充血、頭痛、動悸などです。
- 作用時間の長い（36時間）お薬です。
- 食事の影響を受けにくいお薬です。
- CYP3Aで代謝されるため、CYP3Aの強い阻害作用のある薬との併用は注意しましょう。

索　引

著者紹介

水田　尚子（みずた　なおこ）
株式会社ファーコス　薬剤師
1984年東邦大学薬学部薬学科卒業後、製薬メーカーの
品質管理責任者を経て、2007年より株式会社ファーコ
スにて、エリアマネージャー、社内外の教育、採用活
動に携わり、現在、医療安全管理室所属。

池田　由紀（いけだ　ゆき）
株式会社ファーコス　薬剤師
1998年城西大学薬学部薬学科卒業後、製薬メーカーの
学術部署を経て、東京・新潟・埼玉の保険薬局にて教
育研修に携わりながら保険薬剤師として勤務。2007年
株式会社ファーコス入社。現在、医療安全管理室にて
DI情報の配信等を担当。

ふくやくしどう
服薬指導コンパクトブック〔第2版〕

2013年12月20日　初　版　第1刷発行
2020年10月1日　　第2版　第1刷発行
2023年12月1日　　第2版　第2刷発行

編　著　者　　水　田　尚　子　池　田　由　紀
発　行　者　　多　　田　　敏　　男
発　行　所　　TAC株式会社　出版事業部
　　　　　　　　　　　　　　　　（TAC出版）

〒101-8383
東京都千代田区神田三崎町3-2-18
電話 03(5276)9492(営業)
FAX 03(5276)9674
https://shuppan.tac-school.co.jp

組　　版　　株式会社　グ　ラ　フ　ト
印　　刷　　株式会社　光　　　　　邦
製　　本　　東京美術紙工協業組合

© Naoko Mizuta 2020　　　Printed in Japan
ISBN 978-4-8132-8839-8
N.D.C. 499

TAC出版 書籍のご案内

TAC出版では、資格の学校TAC各講座の定評ある執筆陣による資格試験の参考書をはじめ、資格取得者の開業法や仕事術、実務書、ビジネス書、一般書などを発行しています!

TAC出版の書籍

*一部書籍は、早稲田経営出版のブランドにて刊行しております。

資格・検定試験の受験対策書籍

- ❏日商簿記検定
- ❏建設業経理士
- ❏全経簿記上級
- ❏税 理 士
- ❏公認会計士
- ❏社会保険労務士
- ❏中小企業診断士

- ❏証券アナリスト
- ❏ファイナンシャルプランナー(FP)
- ❏証券外務員
- ❏貸金業務取扱主任者
- ❏不動産鑑定士
- ❏宅地建物取引士
- ❏マンション管理士

- ❏管理業務主任者
- ❏司法書士
- ❏行政書士
- ❏司法試験
- ❏弁理士
- ❏公務員試験(大卒程度・高卒者)
- ❏情報処理試験
- ❏介護福祉士
- ❏ケアマネジャー
- ❏社会福祉士 ほか

実務書・ビジネス書

- ❏会計実務、税法、税務、経理
- ❏総務、労務、人事
- ❏ビジネススキル、マナー、就職、自己啓発
- ❏資格取得者の開業法、仕事術、営業術
- ❏翻訳書 (T's BUSINESS DESIGN)

一般書・エンタメ書

- ❏エッセイ、コラム
- ❏スポーツ
- ❏旅行ガイド (おとな旅プレミアム)
- ❏翻訳小説 (BLOOM COLLECTION)